Dr. med. Roland Ballier   Susanne Wendel

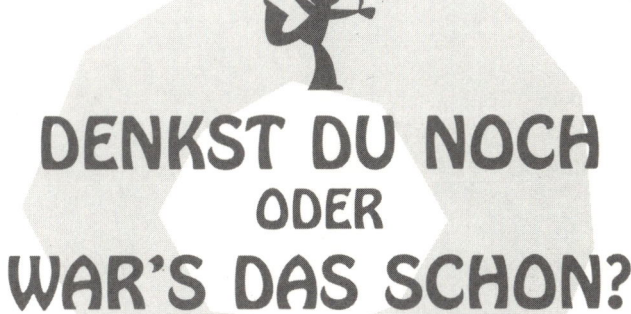

DENKST DU NOCH
ODER
WAR'S DAS SCHON?

100 UNVERGESSLICHE TIPPS
FÜR EIN FITTES GEHIRN

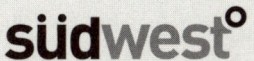

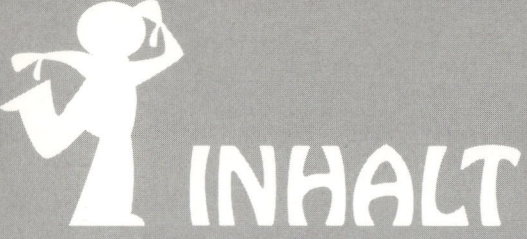

INHALT

Brain-Gym & Co.
– so halten Sie Ihr Hirn in Form 64

Kurioses und Aha-Effekte rund ums Hirn

Anhang

ICH DENKE, ALSO BIN ICH?

WENN UNSER GEHIRN SO EINFACH AUFGEBAUT WÄRE, DASS WIR ES VERSTEHEN KÖNNTEN, WÄREN WIR SO DUMM, DASS WIR ES DOCH NICHT VERSTEHEN WÜRDEN.

JOSTEIN GAARDER

Liebe Leserinnen und Leser,

niemand hat jemals einen Gedanken gesehen. Und trotzdem denken wir Menschen jeden Tag ca. 40.000 bis 60.000 Gedanken, und das mit der allergrößten Selbstverständlichkeit. Gedanken entstehen im Gehirn, durch ein komplexes Zusammenspiel von Nervenzellen, Neurotransmittern und Hormonen. Wir merken nicht bewusst, was alles abläuft, wenn wir uns über unseren Chef oder unsere Schwiegermutter ärgern und eine Sekunde später wieder freuen, weil ein guter Freund anruft. Wir stellen auch gar nicht infrage, wie das gehen kann.

Wir nutzen unser Hirn tagtäglich und bewältigen die komplexesten Aufgaben – beispielsweise in einer Großstadt Auto zu fahren und gleichzeitig zu telefonieren – und nehmen das alles für selbstverständlich.

Jedoch nur so lange, bis es Probleme gibt. Bis uns irgendwann nicht mehr einfällt, wohin wir den Autoschlüssel gelegt haben. Bis wir mal unser Handy verlieren und feststellen, dass wir keine einzige Nummer im Kopf haben. Bis wir anfangen, fünfmal zu schauen, ob wir den Herd wirklich abgeschaltet haben. Bis wir uns scheinbar ohne Grund unmotiviert und deprimiert fühlen und uns fragen, wieso wir uns nicht einfach wieder besser fühlen können.

TUN SIE ETWAS DAFÜR!

Das Gehirn ist ein komplexes Gebilde und es lohnt sich, genauer hinzuschauen, was in der grauen Masse in unserem Kopf eigentlich abläuft, während wir unseren Schlüssel suchen, die 50. SMS an unseren Geliebten schreiben oder deprimiert auf der Couch liegen. Sie können eine Menge dafür tun, dass das Hirn lange und gut funktioniert und Sie bis ins hohe Alter geistig fit und vital bleiben. Die neuesten Erkenntnisse der Neurobiologie zeigen, dass das Gehirn zeitlebens programmierbar und veränderbar ist und lebenslanges Lernen nicht nur möglich, sondern auch wichtig ist. In diesem Buch finden Sie 100 Gedanken, Fragen, Antworten und Tipps rund um Ihr Gehirn, die inspirieren, nachdenklich machen und zum Ausprobieren einladen sollen.

Dr. med. Roland Ballier   **Susanne Wendel**

ANATOMIE, PHYSIOLOGIE UND BIOLOGIE DES GEHIRNS

Das Gehirn ist unsere Denkzentrale und unser größter Energiefresser.

Es steuert unseren Schlaf- und Wach-Rhythmus, unsere Nahrungsaufnahme, unsere Atmung, unseren Kreislauf und unsere Motorik, und verbraucht dabei pro Tag etwa so viel Glucose wie in 16 Esslöffeln Zucker enthalten ist.

Lesen Sie nach, wie es in Ihrem Gehirn genau aussieht und was darin vorgeht ...

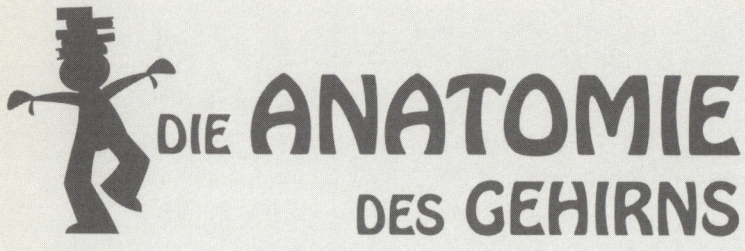

DIE ANATOMIE
DES GEHIRNS

DAS GEHIRN BESTEHT AUS VERSCHIEDENEN BEREICHEN, UND DAS MENSCHLICHE GEHIRN IST IM UNTERSCHIED ZUM TIERISCHEN MIT ABSTAND DAS AM MEISTEN AUSGEKLÜGELTE.

Die evolutionsbiologisch älteste Hirnregion ist das Stammhirn. Über ein solches verfügen alle Tiere, hier werden Schlaf-Wach-Rhythmus, Nahrungsaufnahme, Atmung und Kreislauf gesteuert. Das Stammhirn fängt da an, wo das Rückenmark aufhört, und liegt in der Mitte des Gehirns. Daran schließen sich Mittelhirn und Kleinhirn an, die für wichtige Grundfunktionen eines Lebewesens zuständig sind, z. B. die Motorik.

Den Übergang zum Großhirn und damit zur Denkzentrale bildet der *Thalamus*, der als Schalt- und Informationsstelle für Sinneseindrücke fungiert und diese weiterleitet.

Das Großhirn liegt wie ein Mantel über den anderen Gehirnregionen und umschließt sie. Hier findet alles statt, was wir „Verstand" nennen. Die meisten Sinneseindrücke, z. B. die visuellen über den Sehnerv, kommen hier an. Das Großhirn teilt sich in zwei Hälften, die über den sogenannten Balken verbunden sind.

Dann gibt es noch eine weitere interessante Konstruktion mitten im Gehirn, das sogenannte *limbische System*. Dieses besteht aus mehreren Hirnstrukturen, die alles regeln, was mit Emotionen und Gedächtnis zu tun hat, und deren Hauptaufgabe es ist, dem, was wir wahrnehmen und denken, Bedeutung zu verleihen.

Zum limbischen System gehören vor allem der *Hippocampus*, die *Amygdala* und der *Nucleus accumbens*.

Der Hippocampus ist für das Gedächtnis zuständig. Hier wird entschieden, was gespeichert und was vergessen wird.

Die Amygdala (Mandelkern) ist dafür zuständig, allen Impulsen, die von außen oder innen kommen, eine positive oder negative Bewertung zu geben. Hier wird entschieden, was gut und schlecht ist, und hier entsteht Angst.

Der Nucleus accumbens ist der Glücksbringer im limbischen System, denn hier werden vor allem die positiven Reize (wie beispielsweise Witze, Sex, angenehme Menschen und positiv belegte Objekte) verarbeitet und die Ausschüttung von Glückshormonen ausgelöst.

TIPP

Wenn Sie sich das nächste Mal wieder aufregen und eigentlich gar nicht wissen, warum, wird Ihnen wahrscheinlich Ihr Mandelkern einen Streich spielen. Beschäftigen Sie sich am besten mit etwas, das Ihnen Freude bereitet, und stimulieren Sie damit Ihren Nucleus accumbens, ein paar Glückshormone auszuschütten.

WIE SICH DAS GEHIRN
„ERNÄHRT"

ZUCKER, WASSER UND SAUERSTOFF SIND DIE WICHTIGSTEN NÄHRSTOFFE FÜRS GEHIRN. BEI DIESEM ORGAN MERKT MAN AM SCHNELLSTEN, WENN ETWAS FEHLT.

Der wichtigste „Nährstoff" für das Gehirn ist Sauerstoff. Fehlt dieser, sterben schon nach kürzester Zeit Zellen ab. Wahrscheinlich ist auch deshalb die Atmung etwas, das wir normalerweise nicht bzw. nur sehr begrenzt bewusst steuern können.

Das Gehirn ist ein Vielfraß. Obwohl es nur etwa 2 bis 3 Prozent unserer Körpermasse ausmacht, ist es alleine für fast ein Viertel des menschlichen Grundumsatzes verantwortlich, das ist der Energieverbrauch in Ruhe. Es ist ständig aktiv, macht niemals eine Pause. Auch nachts, wenn sich der Rest des Körpers ausruht, ist das Gehirn aktiv. Seinen Energieverbrauch deckt es normalerweise mithilfe von purem Traubenzucker (Glucose). Ein Gehirn braucht am Tag locker 160 Gramm Zucker, das sind 16 Esslöffel voll.

Um diese Versorgung zu gewährleisten, haben wir ständig Zucker im Blut, den sogenannten Blutzucker. Dieser ist in engen Grenzen konstant, und sobald der Zuckergehalt im Blut abfällt, bekommt ein Mensch automatisch Hunger – vor allem auf Süßes oder auf Kohlenhydrate in Form von Nudeln, Brot, Kuchen u. Ä. Wenn der Blutzucker nach dem Essen zu hoch ist, wird er durch Hormone, vor allem Insulin, wieder reguliert. Ein dauerhaft zu hoher Blutzucker ist genauso ungünstig wie ein niedriger und wird als Diabetes bezeichnet. Doch das Gehirn braucht noch mehr: Für dieses Organ ist auch Flüssigkeit besonders wichtig. Schon 2 Prozent Flüssigkeitsverlust im Körper führen zu Beeinträchtigungen im Gehirn: Müdigkeit, Konzentrationsschwäche, „Gedankenlosigkeit" sind die Folge. Und zwar schon, bevor das Gehirn sich mithilfe eines Durstsignals beschwert. Vor allem, wer geistig viel arbeitet, sollte immer auf eine ausreichende Flüssigkeitszufuhr achten.

NEBEN ZUCKER UND WASSER BENÖTIGT DAS GEHIRN FÜR DIE OPTIMALE FUNKTION NOCH WEITERE NÄHRSTOFFE:

- Vitamine, vor allem B-Vitamine, die den Stoffwechsel unterstützen.
- Mineralstoffe, vor allem Calcium, Magnesium und Natrium, die für die Signalübertragung zwischen den Zellen wichtig sind.
- Ungesättigte Fettsäuren, die die Zellwände der Nervenzellen geschmeidig halten und antientzündlich wirken.
- Aminosäuren, z. B. *Tryptophan*, das eine Vorstufe des Glückshormons *Serotonin* ist, und *Tyrosin*, das als Vorstufe von *Dopamin* Wachheit und „Power" unterstützt.
- *Phospholipide*, z. B. *Cholin*, das als Baustoff für den Neurotransmitter *Acetylcholin* dient. Dieser spielt vor allem bei der Gedächtnisbildung eine Rolle.

15

LIEGT EIN
GUTES GEDÄCHTNIS
IN DEN GENEN?

DIE GENETISCHE AUSSTATTUNG EINES MENSCHEN BESTIMMT NUR IN GERINGEM MASSE ÜBER DIE TATSÄCHLICHE AUSPRÄGUNG DER GEHIRNFUNKTIONEN. WIE SICH DAS GEHIRN ENTWICKELT, HÄNGT VOR ALLEM VOM MENSCHEN SELBER AB.

Lange dachten die Wissenschaftler, dass das Gehirn und seine Entwicklung vor allem von den Genen abhängt und beispielsweise der IQ zumindest teilweise vererbt ist. Der genetische Code ist entschlüsselt und die Ergebnisse waren insgesamt eher enttäuschend.

Tatsache ist: Wir Menschen haben nicht viel mehr Gene als Regenwürmer und unser Genom unterscheidet sich nur zu etwa 2 Prozent von dem unserer nächsten Verwandten, den Menschenaffen. Nur an den Genen alleine kann es also nicht liegen, dass wir so unterschiedlich „ticken".

Es gibt tatsächlich einige genetische Besonderheiten, die das Gehirn beeinflussen. So haben Forscher einen bestimmten Genabschnitt gefunden, der den sogenannten *Brain-Derivied Neurotrophic Factor* (BDNF) kontrolliert. Dieses *Neurotrophin* ist ein Signalstoff, der die zielgerichtete Verbindung zwischen Nervenzellen fördert. Das entsprechende Gen gibt es in zwei verschiedenen Ausführungen, sogenannten *Allelen*. Je nachdem, welches Allel ein Mensch besitzt, wird mehr oder weniger BDNF hergestellt und entsprechend mehr Signale versendet – und im Endeffekt bedeutet das ein besseres Gedächtnis. Also: Die Gene spielen eine Rolle! Allerdings nur eine kleine.

Die neuesten neurobiologischen Erkenntnisse legen nämlich noch eine ganz andere Theorie zugrunde. Die Gene bestimmen lediglich den Aufbau unseres Gehirns, sozusagen die Grundstruktur. Also beispielsweise wie viele Nervenzellen wir haben. Weiterhin ist im genetischen Bauplan hinterlegt, wie sich Nervenzellen verschalten können, wie sich neue *Synapsen* bilden und wie Neurotransmitter gebildet und ausgeschüttet werden können.

Es werden wie bei einem riesengroßen Lego-Baukasten viele verschiedene Steinchen bereitgestellt, die in unendlichen Kombinationen zusammengebaut werden können. Was ein Mensch daraus macht, wie er die Steinchen verwendet und zusammenbaut, kann sehr unterschiedlich sein, es hängt von der Erziehung ab, dem Umfeld, den persönlichen Beziehungen und Erfahrungen und eben den eigenen Entscheidungen. Was wollen Sie bauen? Wer wollen Sie sein?

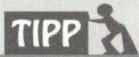

TIPP

Wer wir Menschen sind und wie unser Gehirn funktioniert, ist viel weniger von den Genen vorgegeben, als wir dachten. Ein menschliches Gehirn ist bis zum Lebensende formbar.

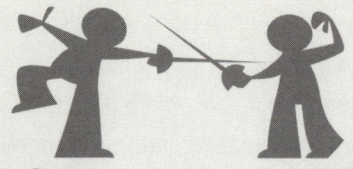

EMOTION KONTRA VERSTAND
UNSERE ZWEI GEHIRNE

DIE AKTUELLE WISSENSCHAFTLICHE FORSCHUNG ZEIGT, DASS GEFÜHL UND VERSTAND NUR WENIG MITEINANDER ZU TUN HABEN. IM ZWEIFELSFALL SIEGT DAS GEFÜHL.

Es gibt evolutionsbiologisch ältere und jüngere Bereiche im Gehirn. Das Stammhirn und das sogenannte limbische System sind die ältesten Gehirnbereiche. Schon unsere allerersten Vorfahren verfügten darüber, und im Laufe der Evolution kam es dabei kaum zu Veränderungen. Das Stammhirn ist verantwortlich für die grundlegende Regulation von so lebenswichtigen Abläufen wie z. B. dem Herzschlag, der Atmung oder der Verdauung. Das „limbische" Hirn bringt Emotionen hervor und steuert die Instinkte. Es reagiert auch auf Gefahren und funktioniert weitestgehend automatisch. Das Großhirn, auch als „rationales" Gehirn bezeichnet, ist für den Verstand zuständig. Dieses ist evolutionsbiologisch erst viel später entstanden. Weil wir ein so großes Großhirn haben, ist auch unser Kopf so groß. Das Großhirn ist fürs Denken zuständig. Der Verstand wurde über viele Jahrhunderte von den Menschen als die wichtigste Errungenschaft der Menschheit gehandelt.

18

Tatsache ist aber: Das bewusste rationale Denken, also der Verstand, hat nur einen geringen Einfluss bei Entscheidungen, denn im Zweifelsfall siegen immer die Instinkte. Die Evolution setzt Prioritäten: Alles, was das Überleben sichert, hat Vorrang, und wenn irgendwo Gefahr droht, ist der Verstand nahezu ausgeschaltet.

Wahr ist auch: Die beiden Hirnteile limbisches System und Großhirn kommunizieren nur sehr begrenzt miteinander. Es ist kaum möglich negative Gefühle, wie Angst mit dem Verstand zu beeinflussen. Was Sie aber tun können, ist, Ihren Verstand zu benutzen, um Ihre Reaktion zu ändern. Wenn Ihr emotionales Hirn ein Angstgefühl oder gar eine Panikattacke auslöst, muss dem nicht unbedingt eine reale Gefahr zugrunde liegen. Das kann beispielsweise bei einem Vorstellungsgespräch oder einem Streit mit dem Partner sein. Das ist nicht lebensbedrohlich und Sie brauchen weder mit Kampf noch mit Flucht zu reagieren. Oft reicht es, sich bewusst zu machen, dass gerade auf Ihren Angst-Knopf gedrückt wurde. Atmen Sie tief durch und überlegen Sie dann, wie Sie mit der Angst umgehen können.

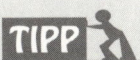

TIPP

Machen Sie sich bewusst, dass Sie Gefühle mit dem Verstand nicht oder nur sehr begrenzt steuern können. Es ist aber möglich, die Reaktion auf negative Gefühle zu verändern, wenn Sie wissen, woher sie kommen.

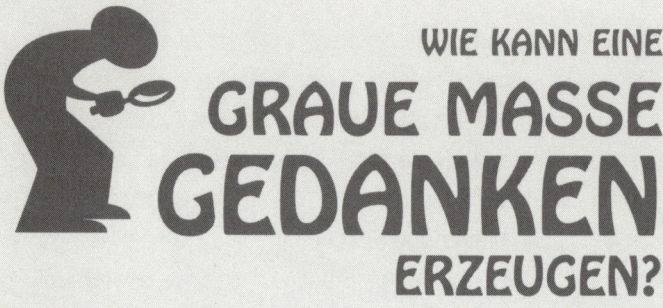

WIE KANN EINE GRAUE MASSE GEDANKEN ERZEUGEN?

EIN MENSCHLICHES GEHIRN BESTEHT AUS UNGEFÄHR 100 MILLIARDEN NERVENZELLEN (NEURONEN). SO VIELE HAT EIN MENSCH BEREITS, WENN ER ALS SÄUGLING AUF DIE WELT KOMMT. IM LAUFE SEINES LEBENS VERSCHALTEN SICH DIESE VIELE MALE UND BILDEN SO PERSÖNLICHKEIT, GEDÄCHTNIS UND WISSEN EINES MENSCHEN.

EINE NERVENZELLE BESTEHT AUS:

- dem *Zellkörper*, dem „Kopf" der Zelle, in dem auch der Zellkern sitzt
- dem *Axon*, einer Art „Arm", das die Zelle mit einer anderen Nervenzelle verbindet und Signale weiterleitet
- den *Dendriten*, kleinen Verästelungen, die die Signale von anderen Zellen empfangen
- den *Synapsen*, die als Kontaktstellen schließlich die Signale übertragen

Die Weiterleitung von Informationen von einer Zelle zur nächsten funktioniert im Prinzip wie Elektrizität. Ein Impuls einer Nervenzelle wird über das Axon, die Dendriten und die Synapsen auf eine andere Zelle übertragen und auf diese Weise weitergegeben. Jeglicher Reiz, der im Gehirn ankommt, sei es ein Lichtstrahl, eine Klaviersonate oder ein Schmerz, wird auf diese Weise verarbeitet.

Die entscheidende Rolle spielen dabei die Synapsen, denn sie sind die Verbindungsstellen. Wie Schlüssel und Schloss docken sie an bestimmte Rezeptoren auf der Oberfläche der nächsten Zelle an. Die Übertragung der Nervenimpulse an den Synapsen kann unterschiedlich stark sein. Das hängt davon ab, wie stark der Impuls ist und auch wie stark die Verbindung zwischen den beiden Nervenzellen ist. Wenn eine solche „Verschaltung" zum ersten Mal stattfindet, ist sie in der Regel noch schwach. Wenn bestimmte Verbindungen aber immer wieder genutzt werden, wird die Verbindung stärker. Das bedeutet Lernen. Im Grunde genommen ist jede Erfahrung, die ein Mensch macht, Lernen, weil jedes Mal neue Verschaltungen im Gehirn gebildet werden. Wenn man eine Erfahrung öfter macht, vermehren sich die Synapsen, die für die Erregungsleitung zuständig sind. Vergessen bedeutet, dass weniger Synapsen genutzt werden bzw. dass die Verbindung irgendwann wieder gelöst wird. Das Gedächtnis ist – im Prinzip zumindest – unbegrenzt.

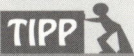

TIPP

Denken ist wie Gewitter im Hirn. Ständig werden elektrische Ladungen aufgebaut und von einer Nervenzelle zur nächsten weitergeleitet. Lernen bedeutet, diese Verschaltungen zu formen und zu stabilisieren.

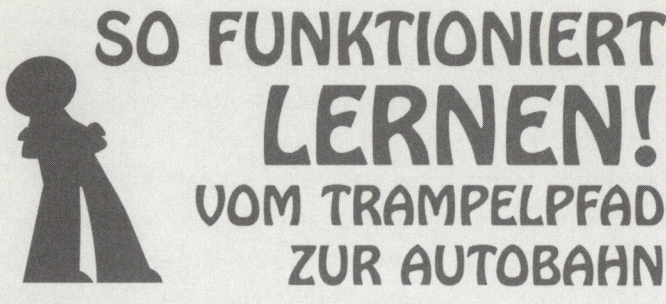

SO FUNKTIONIERT LERNEN!
VOM TRAMPELPFAD ZUR AUTOBAHN

ALLE GEDANKEN, VERHALTENSWEISEN UND GEWOHNHEITEN BEGINNEN MIT EINER KLEINEN NERVENVERSCHALTUNG. JE ÖFTER DIESE VERSCHALTUNG GENUTZT WIRD, DESTO STABILER WIRD SIE.

Stellen Sie sich vor, Sie gehen durch einen Dschungel, dicht bewachsen mit Bäumen, Sträuchern und allerlei Pflanzen. Es gibt keinen Weg, und um weiterzukommen, müssen Sie sich zunächst einen Pfad, eine kleine Schneise schlagen. Das ist anstrengend und dauert, und wenn Sie diesen Pfad nur einmal gehen, wird er schnell wieder zuwachsen. Angenommen, Sie gehen diesen Pfad danach noch öfter, dann werden Sie jedes Mal ein paar weitere Sträucher wegräumen, der Weg wird breiter und besser begehbar. Wenn Sie ihn regelmäßig gehen, wird irgendwann aus dem Pfad ein richtiger Weg. Vielleicht ist es eine wichtige Verbindung zwischen zwei Orten und Sie überlegen sich sogar, den Weg zu verbreitern und zu teeren, damit man besser durchkommt. Schließlich bauen Sie eine Autobahn, auf der man mit maximalem Tempo von A nach B kommt.

So ungefähr können Sie sich Nervenschaltungen vorstellen. Nach diesem Prinzip funktioniert Ihr Gehirn. Wenn es etwas Neues lernt, ist das zunächst schwierig und mühsam und Sie vergessen es schnell wieder. Doch je öfter Sie etwas wiederholen – einen Gedanken, eine Tätigkeit, eine Sprache – desto besser verschalten sich die Nervenzellen, desto leichter wird es. Je jünger ein Mensch ist, desto leichter werden solche Gedankenautobahnen gebaut und desto stabiler bleiben sie bis ins Alter.

Doch Vorsicht: Auch eine Autobahn wächst irgendwann wieder zu, wenn sie nicht benutzt wird. Diesen Effekt kennt jeder, der mal eine Sprache gelernt hat und sich nach Jahren des Nicht-Sprechens doch schwer damit tut.

Überprüfen Sie regelmäßig Ihre Gedanken und Gewohnheiten. Welche „Autobahnen" sind gut ausgebaut und welche sind schmal und holprig? Das Gehirn ist ein Leben lang lernfähig und kann auch noch im hohen Alter neue Nervenverschaltungen bilden.

LAST IN, FIRST OUT!

WARUM FÜR ALTE MENSCHEN DIE VERGANGENHEIT SO PRÄSENT IST

KENNEN SIE DAS AUCH VON IHREN ELTERN, GROSSELTERN ODER MÖGLICHERWEISE, WENN SIE SCHON ETWAS BE- TAGTER SIND, VON SICH SELBER?

ÄLTERE MENSCHEN REDEN SEHR VIEL MEHR ÜBER IHRE ER- LEBNISSE IN DER VERGANGENHEIT, ÜBER IHRE EIGENE KIND- HEIT UND JUGEND, ALS ÜBER GEGENWART UND ZUKUNFT, UND SIE SCHEINEN AUCH IN GEDANKEN MEHR IM DAMALS ALS IM JETZT ZU SEIN.

Der französische Nervenarzt Théodule Ribot hat schon im Jahr 1881 die sogenannte Vergessenskurve postuliert. Sie wird auch *Ribot'sches Gesetz* genannt und bedeutet, dass bei älteren Menschen neue Informationen nicht mehr so gut abgespeichert, die „alten" aber nach wie vor abgerufen werden. Das hat vor allem damit zu tun, dass sie über viele Jahre im Gehirn archiviert und immer wieder aktiviert wurden, die Nervenbahnen also in der Regel schon ziemlich „breit" sind. Weiterhin wurden Erlebnisse in der Kindheit und Jugend meistens sehr emotional erlebt und sind daher recht tief eingebrannt.

Es kann sogar passieren, dass ein älterer Mensch sich auf einmal wieder an etwas erinnert, was er über Jahre vergessen hatte. Das hat dann damit zu tun, dass durch Alterungsprozesse im Gehirn auf einmal wieder Nervenschaltungen freigelegt werden, die über viele Jahre gehemmt waren.

Neueste Forschungen deuten darauf hin, dass Vergessen gar nicht bedeutet, dass Informationen „weg" sind, sondern dass einfach nur deren Abruf gehemmt wird. Hier bietet sich noch mal ein ganz neues spannendes Forschungsfeld.

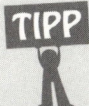

TIPP

Wenn Ihnen Opa wieder mal vom Krieg oder den guten alten Zeiten erzählt, nehmen Sie es ihm nicht übel. Nutzen Sie lieber die Chance, etwas über die Vergangenheit und Ihre eigenen Wurzeln zu erfahren!

25

WANN WIRD'S **KRITISCH** MIT DEM **VERGESSEN?**

DASS MAN IM ALTER ETWAS SCHUSSELIG WIRD, IST NORMAL. WER AB UND ZU MAL SEINE BRILLE VERLEGT, IST NOCH LANGE NICHT DEMENT. KRANKHAFT WIRD VERGESSLICHKEIT ERST, WENN SIE SICH HÄUFT UND AUCH ROUTINEHANDLUNGEN BETRIFFT.

So wie alle Körperzellen altern und der Mensch irgendwann langsamer, gebrechlicher und eben einfach älter wird, verliert auch das Hirn im Laufe der Zeit die Leistungsfähigkeit der Jugend. Man kann sich vieles einfach nicht mehr so gut merken, vor allem, wenn es unwichtige Dinge wie Telefonnummern, Daten oder Zahlen sind. Gehirnalterung macht sich auch durch Nachlassen des Namensgedächtnisses bemerkbar und durch den zunehmenden Verlust der Fähigkeit, vergangene Abläufe richtig zu rekonstruieren. Dazu kommen leichte Gedächtnisstörungen – etwa, dass man nicht mehr weiß, wohin man einen Schlüssel gelegt hat oder ob der Herd aus ist. Die Geschwindigkeit, mit der man Informationen aufnehmen und verarbeiten kann, sinkt. Einem älteren Gehirn fällt es schwerer, Neues zu lernen, seien es neue Bewegungsabläufe, Sprachen oder komplexes Wissen. Vor allem unter Stress kommt es zu

Störungen, denn die Fähigkeit, mehrere Dinge gleichzeitig zu tun, nimmt ebenfalls ab. Zur normalen Gehirnalterung gehört auch das Phänomen, dass man das Gefühl hat, die Zeit vergehe immer schneller. Gleichzeitig werden die Erinnerungen aus der Jugend immer präsenter.

All diese Phänomene sind kein Grund zur Sorge und man kann durch regelmäßiges Hirntraining, wie es in diesem Buch vielfach beschrieben wird, vieles verzögern und vermindern. Kritisch wird es erst, wenn sich die Vergesslichkeit häuft und schlimmer wird und man von selber auch durch intensives Nachdenken partout nicht mehr draufkommt, was man vergessen hat. Oder wenn selbst Merkzettel nicht mehr helfen. Kritisch wird es auch, wenn sich immer häufiger Orientierungs- und Wortfindungsstörungen zeigen oder wenn die Aufmerksamkeit massiv nachlässt. Ein guter Indikator sind da die Menschen, mit denen man zusammenlebt. Wenn Sie bei sich selber oder einem Menschen in Ihrem Umfeld zunehmende und auffällige Vergesslichkeiten und Störungen wahrnehmen, sollten Sie das beobachten und gegebenenfalls einen Arzt konsultieren.

TIPP

Beobachten Sie sich selber und Ihre Angehörigen, wenn erste Schusseligkeit und Vergesslichkeit auftreten. Keine Panik, wahrscheinlich sind es ganz normale Alterserscheinungen. Reagieren Sie aber, wenn sich die geistige Leistungsfähigkeit auffällig und rapide verschlechtert.

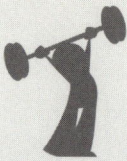

DAS POWER-HORMON:
DOPAMIN
MACHT GLÜCKLICH UND KLUG!

**GLAUBEN SIE, DAS WACHSTUM DER GEHIRNZELLEN SEI SPÄTES-
TENS MIT DER PUBERTÄT ABGESCHLOSSEN? VÖLLIG FALSCH!**

Der Neurotransmitter Dopamin wird unter anderem bei
intensiven Glücksgefühlen ausgeschüttet. Ein Mangel an
Dopamin kann gravierende Folgen haben wie z. B. ein ge-
schwächtes Immunsystem, eine gestörte Feinmotorik, allgemeine Lustlosigkeit, Konzentrationsprobleme bis hin zu
Depressionen. Der Grad der Depression korreliert mit dem
Grad des Dopaminmangels. Auch die Parkinsonerkrankung beruht auf einem Mangel an Dopamin in bestimmten
Hirnarealen. Wissenschaftler an der Universität Marburg
haben nachgewiesen, dass Dopamin auch die Teilung der
Stammzellen im Gehirn beeinflusst. Seit wenigen Jahren
ist bekannt, dass in bestimmten Bereichen des erwachsenen Gehirns alte Nervenzellen durch neue ersetzt werden.
Dopamin stimuliert das Wachstum dieser neuen Nerven-

zellen. Die Wissenschaftler konnten nachweisen, dass ein Mangel an Dopamin im Gehirn von Mäusen die Bildung neuer Nervenzellen verringert. Erhielten die Mäuse dopaminartige Substanzen, konnte die Bildung wieder stimuliert werden. Außerdem konnten durch Unterdrückung der Stammzellenteilung im Tierexperiment die frühen Symptome der Parkinsonerkrankung (verringerter Geruchssinn und Gedächtnisleistung) reproduziert werden. Heutzutage werden die motorischen Symptome einer Parkinsonerkrankung durch die Gabe von dopaminartigen Medikamenten und Dopaminvorstufen ausgeglichen, langfristig wollen Stammzellenforscher das Wachstum der Gehirnzellen durch eine gezielte Gabe von Dopamin wieder stimulieren – es bleibt spannend!

Die Dopaminausschüttung können Sie selber aber auch bewusst fördern: Durch aufregende Erlebnisse, Sport, Sex, Reisen – alles, was mit *Glück* verbunden ist …

Bringen Sie mal wieder ein wenig Aufregung und Abenteuer in Ihr Leben! Fahren Sie Achterbahn (wenn Sie das mögen), buchen Sie ein Erlebnis-Wochenende mit Ihrem Partner, gehen Sie in ungewöhnliche Locations mit Ihren Freunden, feiern Sie Partys – und genießen Sie aufregenden Sex!

ES GIBT
DREI ARTEN
VON GEDÄCHTNIS

DAMIT REIZE UND INFORMATIONEN IN UNSEREM HIRN BLEI-BEN, MÜSSEN SIE DREI GEDÄCHTNISSTUFEN DURCHLAUFEN. WENN SIE ES BIS ZUM LANGZEITGEDÄCHTNIS SCHAFFEN, BLEIBEN SIE UNS ERHALTEN. DAS SCHAFFT ALLERDINGS NUR EIN WINZIGER BRUCHTEIL ALLER REIZE.

Der erste Filter für Informationen ist das Ultrakurzzeit-gedächtnis. Hier kommen sämtliche Reize von außen an, Bilder, Worte, Informationen, Kälte- oder Wärmereize usw. Dieses Gedächtnis umfasst nur wenige Millisekun-den bis maximal Sekunden, das sind beispielsweise die Dinge, die wir wahrnehmen, wenn wir durch eine Stadt laufen, Gesichter von Menschen, Waren in Schaufenstern, Pflastersteine auf dem Boden usw. Wenn die Information in irgendeiner Weise für uns wichtig ist, wandert sie ins Kurzzeitgedächtnis, das zeitlich auf wenige Minuten be-grenzt ist.

Dort wird dann entschieden, ob sie weiter benötigt wird oder nicht. Alles, was sich lohnt zu speichern, kommt ins Langzeitgedächtnis. Das Kurzzeitgedächtnis ist sozusagen der Engpass, denn es ist in seiner Kapazität begrenzt. Nicht nur zeitlich, sondern vor allem in der mengenmäßigen Kapazität liegt die Begrenzung. Eine allgemeine Regel lautet, dass das Kurzzeitgedächtnis immer nur sieben plus/minus zwei verschiedene Informationseinheiten auf einmal bewältigen kann. Das weiß jeder, der versucht, sich eine zehnstellige Telefonnummer zu merken. Im Gegensatz dazu steht das Langzeitgedächtnis, in dem theoretisch unendlich viele Informationen gespeichert werden können. Welche Informationen archiviert und welche wieder vergessen werden, hängt vor allem mit ihrer „Wichtigkeit" zusammen. Als besonders wichtig erscheint dem Kurzzeitgedächtnis alles, was mit Emotionen besetzt ist. Positive wie negative. Dinge, die nicht so stark emotional besetzt sind, wie z. B. Vokabeln, können wir uns merken, indem wir ihnen durch häufige Wiederholung Wichtigkeit verleihen.

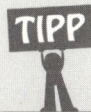

TIPP

Sie können sich nur Dinge merken, die Ihr Gehirn als „wichtig" empfindet. Verbinden Sie sie daher mit Emotionen — vor allem positive Emotionen wirken gut. Oder wiederholen Sie sie einfach öfter.

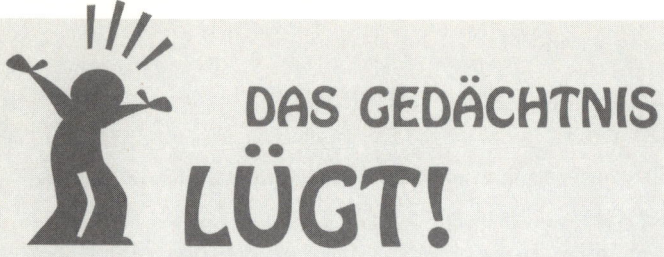

DAS GEDÄCHTNIS
LÜGT!

**ES KANN MIT GEWISSHEIT GESAGT WERDEN: UNSER GEDÄCHT-
NIS BELÜGT UNS. VERLASSEN SIE SICH NICHT AUF IHRE EIGE-
NEN ERINNERUNGEN. DENN SIE KÖNNEN FALSCH SEIN!**

In Amerika wird mittlerweile diskutiert, Polizisten tragbare
Kopfkameras mitzugeben, damit genau protokolliert werden kann, was sie tun. Denn rein auf Zeugenaussagen
kann man sich oft nicht verlassen. Oder denken Sie an
die Situation, wenn der Großvater seinem Enkel von seiner
wilden Jugendzeit erzählt. Die Grenze zwischen Wahrheit
und Märchen kann fließend sein.

Nun, wie kommen solche Situationen zustande? Wie kann
das eigene Gedächtnis lügen, wenn dieser Moment in der
Vergangenheit doch so erlebt wurde? Genau das ist der
springende Punkt. Erinnerungen werden nicht wie Dateien
in einem Computer einfach nur abgespeichert, sondern
sie verändern sich jedes Mal, wenn sie wieder abgerufen
werden. Jede Wahrnehmung hat Einfluss auf das bereits
vorhandene Wissen. Oft werden nur Informationen weiterverarbeitet, die etwas mit dem bisherigen Vorwissen
und den Einstellungen zu tun haben. Und so kann es zur
Ausbildung falscher Erinnerungen kommen. Denn Erinne-

rungen sind das Produkt von Wahrnehmung, Erfahrung, Überzeugung, Emotionen, Vorstellungen, Wünschen und Gesprächen eines jeden Menschen. Dabei entstehen unterschiedliche Formen falscher Erinnerungen. Zum einen gibt es die bewusste Fälschung, zum anderen den ungewollten Abruf falscher Erinnerungen.

FALSCHE ERINNERUNGEN WERDEN UNTERTEILT IN:

✗ *Konfabulationen* (Erzählung eines nicht erlebten Geschehnisses, z. B. bei Patienten, Alkoholabhängigen)

✗ *Intrusionen* (Kreation eines imaginären Bruchstücks eines erlebten Geschehnisses wie z. B. bei Augenzeugen)

✗ *Falsche Rekognitionen* (eine unbekannte, neue Information wird als erkannt, gelernt wahrgenommen)

Festzuhalten ist, dass es keine einfache Begründung für die Bildung falscher Erinnerungen gibt, dies muss jedes Mal im Zusammenhang betrachtet werden (Unaufmerksamkeit, gedankliche Verknüpfung unterschiedlicher Informationen etc.).

Wie heißt es doch so schön? Nichts ist, wie es scheint! Betrachten Sie das, was andere Ihnen erzählen, immer mit gesunder Skepsis. Und beharren Sie selber niemals darauf, in irgendeiner Sache, die Sie beobachtet oder erlebt haben, definitiv recht haben zu müssen. Ihre Erinnerung könnte falsch oder zumindest manipuliert sein.

33

DIE FÜNF VERSCHIEDENEN LANGZEIT-GEDÄCHTNISSE

**DAS MENSCHLICHE GEHIRN KENNT VERSCHIEDENE MÖGLICH-
KEITEN, INFORMATIONEN LANGFRISTIG ZU SPEICHERN.**

1 DAS PROZEDUALE GEDÄCHTNIS

Diese Art von Gedächtnis bezieht sich vor allem auf
motorische Fähigkeiten wie Fahrrad- und Autofahren,
das Spielen von Musikinstrumenten oder das Tippen
auf einem Computer. Diese Prozesse laufen weitgehend unbewusst ab.

2 PRIMING (PRÄGUNG)

Diese Art von Gedächtnis erleichtert die Verarbeitung
von Informationen, indem auf frühere ähnliche Reize und
deren Verarbeitung zurückgegriffen wird. Diese Art von
Langzeitgedächtnis nutzt beispielsweise die Werbung.
Bestimmte Reize werden ins Hirn eingeprägt, damit
können zu einem späteren Zeitpunkt Entscheidungen
erleichtert werden, weil das Hirn das „richtige" Ergebnis ja schon kennt. Priming kommt auch dann zum
Tragen, wenn wir in einzelnen Fragmenten ein größe-
res Ganzes erkennen können.

3 PERZEPTUELLES GEDÄCHTNIS

Dieses bezieht sich auf die Wiedererkennung von Gegenständen. Beispielsweise können wir problemlos einen Apfel erkennen, egal ob er groß oder klein, grün oder rot ist. Wir „wissen" einfach, dass es sich bei dem roten runden Objekt auf dem Tisch um einen Apfel und nicht um eine Tomate handelt.

4 SEMANTISCHES GEDÄCHTNIS (WISSENSSYSTEM)

Hier sind alle Fakten gespeichert, beispielsweise die Namen von Städten und Ländern, naturwissenschaftliche Fakten und alles, was wir in Schule, Beruf, Studium usw. gelernt haben.

5 EPISODISCH-AUTOBIOGRAFISCHES GEDÄCHTNIS

Hier geht es um Situationen aus unserem Leben, Erinnerungen in einem Kontext, z. B. einem bestimmten Lebensalter. Diese Erinnerungen sind meistens mit Emotionen verbunden.

Die letzten beiden Gedächtnissysteme werden auch als *deklaratives Gedächtnis* bezeichnet. Sie sind das, was einen Menschen zu einem Individuum macht, sie sind aber auch am anfälligsten für Hirnschäden und Traumata.

WARUM DAS GEHIRN MANCHMAL „DEN GEIST AUFGIBT"

DAS GEHIRN EINES MENSCHEN IST EFFIZIENTER UND FUNKTIONIERT BESSER ALS JEDER COMPUTER. SIE KÖNNEN SELBST IM HALBDUNKEL EIN MENSCHLICHES GESICHT SOFORT ALS HANS-PETER ODER CHARLOTTE IDENTIFIZIEREN.

Dennoch passiert es immer wieder, dass auch menschliche Gehirne Aussetzer haben.

DIE HÄUFIGSTEN AUSLÖSER SIND:

- Unfälle
- seelische Traumata
- Unterernährung
- Mangelernährung
- Dunkelheit
- Demenz in allen Formen
- Schlaganfall
- Epilepsie
- Tumore
- Medikamente
- Alkohol
- Drogen

Doch auch das Alter macht den grauen Zellen zu schaffen. Wie alle Körperzellen sind auch Hirnzellen dem Altern unterworfen und büßen dabei langsam, aber sicher ihre Leistungsfähigkeit ein.

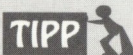

TIPP

Versorgen Sie Ihr Gehirn vor allem im Alter mit den richtigen Nährstoffen, vermeiden Sie übermäßigen Alkoholkonsum und gönnen Sie Ihrem Hirn auch mal (wichtige!) Pausen.

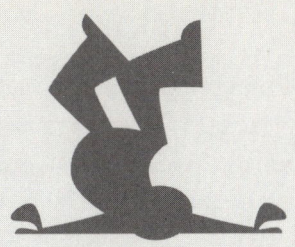

DEMENZ, DEPRESSION, DACHSCHADEN?

BEGRIFFSKLÄRUNG „DEPRESSION"

DIE WISSENSCHAFT UNTERSCHEIDET VERSCHIEDENE ARTEN VON DEPRESSIONEN. OB UND WIE EINE BEHANDLUNG AUSSIEHT, ERGIBT SICH AUS DER SCHWERE UND DAUER DER ERKRANKUNG.

In der Umgangssprache sagt man leicht mal: „Ich bin deprimiert." Oder in der Jugendsprache: „Ich hab meine Depris." Doch was genau sind eigentlich Depressionen und wann handelt es sich hier um eine behandlungsbedürftige Krankheit? Jeder ist mal verstimmt, hat einen schlechten Tag, ist traurig oder fühlt sich niedergeschlagen. Eine Depression wird daraus, wenn die negativen Gefühle nicht mehr weggehen und wenn das tägliche Leben dadurch stark beeinträchtigt wird.

✖ Die **Major-Depression** ist die schlimmste Depressionsvariante. Menschen, die darunter leiden, kommen nicht mehr aus dem Bett, können keine positiven Gedanken mehr fassen, sind emotional abgestumpft und meistens nicht in der Lage, sich selbst aus der Depression zu befreien. Hier helfen Medikamente und verschiedene Psycho- und Verhaltenstherapien.

✖ **Dysthymie** ist die häufigste Depressionsvariante. Sie ist nicht so stark, dafür aber chronisch. Menschen, die darunter leiden, merken es oft nicht mal oder wollen es nicht wahrhaben. Für sie ist es normal, dass sie sich oft schlecht fühlen, dass die Welt ein unguter Ort ist und dass sich anzustrengen sowieso nichts bringt. Hier helfen oft natürliche Stimmungsaufheller wie Johanniskraut, Sonnenbaden, anregende Unternehmungen und neue Herausforderungen, die Spaß machen.

✖ Die sogenannte **Anpassungsstörung** entsteht nach Schicksalsschlägen, z. B. Scheidung, Jobverlust, finanziellen Krisen, und ist meistens zeitlich begrenzt. Hierunter leidet fast jeder Mensch mindestens einmal in seinem Leben. Entscheidend ist, wie man mit den schwierigen Situationen umgeht und wie schnell man sich davon erholen kann. Es besteht die Gefahr, dass eine Depression daraus wird.

✗ Als **bipolare Störung** bezeichnet man die manische Depression, bei der ein Mensch abwechselnd extrem gut drauf und völlig niedergeschlagen ist. Dies ist für alle Beteiligten die anstrengendste Variante. Hier helfen Medikamente und stabile soziale Beziehungen.

✗ Die **jahreszeitabhängige Depression** kennen die meisten Menschen in nördlichen Breiten vor allem im Winter. Spätestens wenn im November die Blätter von den Bäumen gefallen sind und die Tage immer kürzer werden, sollten dafür anfällige Menschen möglichst viel Zeit draußen verbringen und sich ab und zu im Solarium etwas Sonne gönnen. Hier helfen auch spezielle Wecker mit Sonnenaufgangssimulation.

✗ Die **prämenstruelle Störung** kennen nur Frauen. Genauer: Männer kennen das indirekt bei ihrer Frau oder Freundin, die einige Tage vor Beginn ihrer Monatsregel wie aus heiterem Himmel launisch, schlecht drauf und depressiv ist. Hier helfen vor allem Sport, Entspannung, z. B. ein heißes Bad, beruhigende Tees mit Baldrian und Johanniskraut sowie verschiedene pflanzliche Wirkstoffe.

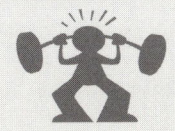

DEMENZ, DEPRESSION, DACHSCHADEN?
BEGRIFFSKLÄRUNG „DEMENZ"

UNTER DEMENZ VERSTEHT MAN IM ALLGEMEINEN DEN KRANKHAFTEN UND SCHLEICHENDEN VERLUST KOGNITIVER FÄHIGKEITEN. ZUNÄCHST SIND VOR ALLEM DIE HÖHEREN GEISTIGEN LEISTUNGEN WIE GEDÄCHTNIS, ORIENTIERUNGS-VERMÖGEN, LERNFÄHIGKEIT UND SPRACHE BEEINTRÄCH-TIGT. SPÄTER AUCH MOTORISCHE FÄHIGKEITEN BIS HIN ZUR TOTALEN PFLEGEBEDÜRFTIGKEIT.

Die Ursachen für die Entstehung einer Demenz sind vielfäl-tig, vor allem spielen hier aber Veränderungen in den Ge-hirnzellen eine Rolle, die zu Zellzerstörung, Ablagerungen und Verklumpungen führen und damit den Informationsaus-tausch zwischen den Nervenzellen blockieren. Demenz ist ein fortschreitender Prozess, der (bisher) nicht rückgängig gemacht werden kann, daher sind eine frühzeitige Erken-nung und möglichst umfassende Prävention besonders wichtig. Das Risiko, an einer Demenz zu erkranken, steigt mit zunehmendem Alter.

Die Wissenschaft unterscheidet **primäre und sekundäre Demenzen**. Die primären beruhen auf Schädigungen der

Gehirnzellen, die sekundären haben zwar die gleichen Symptome, sind aber eher durch Krankheiten außerhalb des Gehirns lokalisiert.

Die mit Abstand häufigste primäre Demenz ist die Alzheimerkrankheit, sie macht etwa 90 Prozent aller Demenzformen aus. Der Zellschwund ist nach momentanem Kenntnisstand vor allem auf Ablagerungen von Eiweißabbauprodukten und Verklumpungen zwischen den Nervenzellen sowie Störungen im Haushalt der Gehirn-Botenstoffe zurückzuführen. Bei wem, warum und wann Alzheimer bei einem Menschen auftritt, ist noch nicht abschließend erforscht. Hier spielen genetische Faktoren eine Rolle, aber auch der Lebensstil. Gesichert ist bisher, dass regelmäßige Bewegung, ausgewogene Ernährung und lebenslanges Lernen wichtige Faktoren der Vorbeugung sind.

Etwa 10 Prozent der Betroffenen leiden unter einer **vaskulären Demenz**, oder auch **Multi-Infarkt-Demenz**, die durch Durchblutungsstörungen im Gehirn und „Hirninfarkte" ausgelöst wird. Die Risikofaktoren hierfür sind die gleichen wie für Herzinfarkt, also vor allem hohe Cholesterinwerte, Rauchen, Übergewicht, hoher Blutzucker und hoher Blutdruck. Ein gesunder Lebensstil wirkt hier auf jeden Fall präventiv.

Schließlich gibt es noch die sekundären Demenzen, die durch andere Faktoren wie Herz-Kreislauf-Erkrankungen, hormonelle Störungen, Vergiftungen, Drogen und auch Alkohol ausgelöst werden. Diese sind in der Regel gut therapierbar.

DIE SIEBEN ARTEN DES
VERGESSENS

WENN WIR UNS AN ETWAS NICHT MEHR ERINNERN KÖNNEN,
HEISST DAS NICHT UNBEDINGT, DASS ES AUS UNSEREM GE-
DÄCHTNIS VERSCHWUNDEN IST – WAHRSCHEINLICH HABEN WIR
NUR EINFACH KEINEN ZUGANG MEHR ZU DIESER ERINNERUNG.

Für den Philosophen Nietzsche war Vergessen ein Wert,
der zum Leben gehört wie der Schlaf. Er behauptete, dass
man ohne vergessen zu können weder selbst glücklich
werden könne noch jemals etwas täte, um andere glücklich
zu machen. Eine sehr umstrittene, aber interessante Theorie von Glück! Dabei ist Vergessen nicht gleich Vergessen!
Manchmal sind wir froh, dass wir uns an bestimmte Ereignisse nicht mehr erinnern können, oder verdrängen sie
sogar aktiv aus dem Gedächtnis.

ES GIBT 7 VERSCHIEDENE MÖGLICHKEITEN,
DINGE ZU VERGESSEN:

1   **Transienz** – Die Erinnerung verblasst allmäh-
lich, bis man nur noch wenige Bruchstücke der Erinnerung zusammenbekommt und sich den Rest wissent-
lich oder unwissentlich zusammenreimt.

2 **Geistesabwesenheit** – Meist können wir uns an Routineaktivitäten, die wir nebenher erledigen, nicht genau erinnern, da wir gedanklich bei wichtigeren Dingen sind. Später haben wir Panik, dass der Herd noch angeschaltet ist.

3 **Erinnerungsblockade** – „Es liegt mir auf der Zunge!" Das kennen wir alle, aber wir können in Moment die gesuchte Information nicht abrufen.

4 **Fehlattribution** – Passiert, wenn wir uns an Ereignisse erinnern, jedoch einige Fakten falsch zuordnen. Da kann es schon mal passieren, dass wir fest der Meinung sind, an einem bestimmten Ort mit einem bestimmten Menschen schon einmal gewesen zu sein, obwohl es mit einem völlig anderen war.

5 **Suggestibilität** – Das bedeutet nichts anderes, als dass einem Erinnerungen so lange eingeredet werden, bis man selbst sicher ist, die erinnerte Situation selbst erlebt zu haben. Das funktioniert besonders gut bei Personen mit einer lebhaften visuellen Vorstellungskraft.

6 **Verzerrung** – Dabei wird die Vergangenheit schön- oder schlechtgeredet, wie man es gerade braucht. Meist geschieht das so lange, bis man sich die Erinnerung so hingebogen hat, dass sie einem passt.

7 **Persistenz** – Hier besteht ein Zwang sich ständig erinnern zu müssen. Dies kommt meist bei traumatischen Erlebnissen vor.

CHECKLISTE:
SO ERKENNEN SIE, OB BEI IHNEN NOCH ALLES RICHTIG TICKT

Die meisten Menschen nutzen nur einen geringen Anteil des Gesamtpotenzials, das ihnen ihr Gehirn zu bieten hätte. Ein guter „Funktionstest" fürs Gehirn ist daher die geistige Flexibilität, aus bestehenden Verhaltens- und Denkmustern aussteigen zu können.

Wenn Sie niedergeschlagen sind, können ein enger Freund, ein guter Kinofilm oder überraschendes Ereignis Sie aus Ihrem Tief herausholen?	JA ☐ NEIN ☐
Wenn in einer fremden Stadt Ihr Navigationssystem ausfällt, finden Sie auch so Möglichkeiten, zu Ihrem Ziel zu gelangen?	JA ☐ NEIN ☐
Sie haben einen Fehler gemacht. Können Sie sich selbst verzeihen?	JA ☐ NEIN ☐
Wenn Ihnen irgendetwas nicht mehr einfällt, können Sie andere Strategien anwenden, um es wiederzufinden?	JA ☐ NEIN ☐
Ein typischer Tag, an dem alles schiefgeht. Können Sie über sich selbst lachen?	JA ☐ NEIN ☐

Je öfter Sie „Ja" angekreuzt haben, umso besser. Stellen Sie sich jeden Tag neuen Herausforderungen und seien Sie jederzeit bereit, Ihr aktuelles Denkmuster zu ändern.

⚠ WARNUNG!
SO ERKENNEN SIE, WENN'S KRITISCH WIRD

WENN SIE FOLGENDE ANZEICHEN BEI SICH ODER ANDEREN MENSCHEN BEOBACHTEN, SOLLTEN SIE HELLHÖRIG WERDEN, DENN DIESE DEUTEN AUF MEHR ALS EINE NORMALE HIRNALTERUNG HIN:

- ✗ Wenn jemand mehrfach die gleiche Frage wiederholt
- ✗ Wenn jemand immer wieder die gleiche kurze Geschichte wiederholt
- ✗ Wenn jemand nicht mehr weiß, wie alltägliche Gegenstände funktionieren, z. B. eine Fernbedienung, ein Herd oder ein Kartenspiel
- ✗ Wenn jemand den sicheren Umgang mit Geld, Rechnungen, Überweisungen usw. verliert
- ✗ Wenn jemand Gegenstände nicht mehr wiederfindet, sie unbeabsichtigt selber an ungewöhnlichen Orten ablegt und dann andere Personen verdächtigt
- ✗ Wenn jemand sein Äußeres vernachlässigt, dieses aber vehement bestreitet
- ✗ Wenn sich jemand damit schwertut, sich selbst korrekt anzuziehen
- ✗ Wenn jemand unter Wortfindungsstörungen leidet, z. B. „Soldat" statt „Salat"

VERDACHT AUF DEMENZ?

MACHEN SIE EINEN SYNDROM-KURZ-TEST

WENN SIE BEI SICH ODER EINEM ANGEHÖRIGEN DEN VERDACHT HABEN, DASS DER ABFALL DER GEISTIGEN LEISTUNGSFÄHIGKEIT MEHR ALS NORMALE ALTERSSCHUSSELIGKEIT IST UND EIN ÜBERDURCHSCHNITTLICHES AUSMASS ANNIMMT, KÖNNEN SIE BEIM ARZT MIT EINEM TEST SCHNELL ERKENNEN, OB ES BEDENKLICH IST.

Es gibt verschiedene Möglichkeiten zu testen, ob eine beginnende Demenz oder Alzheimer-Erkrankung vorliegt. Meistens werden diese Tests von geschultem Personal beim Arzt durchgeführt und geben Aufschluss über eine möglicherweise vorliegende Erkrankung. Ein ganz einfacher Test ist der Uhrentest: Der Patient zeichnet eine Uhr mit den Zeigern zu einer vorgegebenen Uhrzeit. Demenzkranke sind oft nicht oder nur unzureichend in der Lage dazu, da sie Defizite in der visuell-räumlichen Wahrnehmung haben. Ein weiterer Test, der verschiedene Gehirnfunktionen überprüft, ist der Syndrom-Kurz-Test. Er zeigt anhand verschiedener Parameter auf, wie fit das Hirn noch ist.

46

FOLGENDE TESTS WERDEN DURCHGEFÜHRT:

X Benennung von Gegenständen

X Reproduzieren von Gegenständen, unmittelbar und mit Vorgabe

X Lesen von Zahlen

X Ordnen von Zahlen

X Zurücklegen von Zahlen

X Zählen von Symbolen

X Interferenz-Testung

X Wiedererkennen von Gegenständen

Die Tests sind so ausgelegt, dass die Versuchsperson die einzelnen Aufgaben innerhalb von 60 Sekunden gelöst haben muss. Die ermittelten Sekundenwerte werden dann standardisiert ausgewertet.

Hauptaugenmerk des Syndrom-Kurz-Tests sind Gehirnleistungen im Bereich von Aufmerksamkeit und Gedächtnis und deren Abbau. Der Syndrom-Kurz-Test kann zur Objektivierung einer vermuteten Demenz und der Verlaufsbeurteilung einer bestehenden Demenz nach einem Zeitintervall genutzt werden.

TIPP

Den Syndrom-Kurz-Test können Sie beim Neurologen oder Psychiater durchführen lassen. Er kann über die Krankenkasse abgerechnet werden. Fragen Sie am besten zunächst bei Ihrem Hausarzt nach.

PILLEN . . .
FÜRS
HIRN?
WAS SIE ÜBER
MEDIKAMENTE
WISSEN SOLLTEN

ANTIDEPRESSIVA WIRKEN ANDERS ALS ANTIBIOTIKA – UND MEDIKAMENTE GEGEN DEMENZ GIBT ES BISHER KAUM.

Die Schulmedizin ist primär auf akute Erkrankungen ausgerichtet. Hier ist sie genial. Ein gebrochener Arm, ein notwendiger chirurgischer Eingriff, eine akute bakterielle Infektion – hier helfen Arzt und Krankenhaus. Wenn man aufgrund einer akuten Bakterieninfektion Antibiotika nimmt, ist die Krankheit danach meistens geheilt, die Bakterien sind zerstört.

Die westliche Medizin ist vorwiegend auf die „Reparatur" im Krankheitsfall ausgerichtet und hat hier in den letzten Jahrzehnten sehr große Fortschritte gemacht. Aber die chronischen Krankheiten, wozu auch die meisten geistigen

Erkrankungen gehören, können in der Regel nicht mit schulmedizinischen Mitteln geheilt werden. Maximal die Symptome werden durch diese Medikamente unterdrückt, welche oft mit gravierenden Nebenwirkungen verbunden sind. Die eigentlichen Ursachen werden nicht behandelt, häufig kennt man sie noch nicht einmal. Es ist daher vor allem bei solchen Krankheiten wichtig, die Gesundheit und die Selbstheilungskräfte des Menschen zu stärken. Die komplementären, d. h. ergänzenden Heilmethoden haben daher als Begleitung einer medikamentösen Therapie durchaus ihren Sinn.

Suchen Sie sich neben Ihrem Arzt beispielsweise einen Heilpraktiker, Homöopathen oder sonstigen „natürlichen" Heiler, dem Sie vertrauen und der Sie kompetent und umfassend beraten kann. Oder einen Arzt, der auch eine komplementärmedizinische Ausbildung hat. Und lassen Sie ruhig auch Ihren gesunden Menschenverstand zu Wort kommen.

TIPP

Bei allen chronischen Erkrankungen sollten Sie aktiv Ihre Gesundheit stärken und Ihren Lebensstil kritisch überprüfen und ggf. ändern. Aber bevor Sie Pillen schlucken – schauen Sie, was Sie selbst für Ihre Gesundheit tun können!

KRASS: ALTERN BEGINNT DIREKT NACH DER PUBERTÄT!

HÄTTEN SIE'S GEDACHT? – MIT ENDE DER PUBERTÄT BEGINNT DER VERFALL UNSERES GEHIRNS! ABER KEINE PANIK: DURCH FRÜHZEITIGE GEISTIGE UND KÖRPERLICHE AKTIVITÄT KANN DER VERFALL VERLANGSAMT WERDEN.

Dem einen oder anderen Leser ist vielleicht schon untergekommen, dass bereits ab dem 25. Lebensjahr Muskeln und Knochen langsam abgebaut werden.

Auch das Altern des Gehirns beginnt ebenfalls nicht erst mit 65 Jahren, sondern bereits wenn der Körper ausgewachsen ist, also gleich nach der Pubertät. So nimmt als Beispiel die Anzahl der Dopamin-Neuronen ab dem 20. Lebensjahr um durchschnittlich 10 Prozent pro Lebensjahrzehnt ab. Dopamin jedoch schützt das Kurzzeitgedächtnis vor Störreizen und sorgt zudem für die Umsetzung von Erinnerungen vom Kurzzeit- ins Langzeitgedächtnis. Viele weitere neurochemische und neuroanatomische Veränderungen führen dazu, dass man im Alter länger braucht, um etwas zu lernen, und dass das Neugelernte auch schneller vergessen wird.

Doch Sprachkenntnisse und Begriffsvermögen können auch im Alter noch verbessert werden und auch alles, was man mindestens zwei Jahrzehnte lang getan hat, bleibt im Gedächtnis gespeichert, wie zum Beispiel berufliche Tätigkeiten. Genau wie für Muskeln und Knochen gilt: Je mehr Sie Ihr Hirn Ihr ganzes Leben lang fordern, desto fitter ist es im Alter. Sie können eine Menge aktiv tun und unternehmen, damit Sie nicht so schnell abbauen, und je unterschiedlicher Ihre Aktivitäten desto besser.

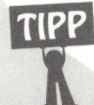

TIPP

Fördern und fordern Sie schon in jungen Jahren Ihr Gehirn. Wenn Sie Kinder und Enkel haben, motivieren Sie sie, sich auch nach Beendigung der Schulzeit weiterhin geistig zu betätigen und Neues zu lernen.

Regelmäßig essen und trinken sowie eine ausgewogene Ernährung sind die Grundvoraussetzungen für ein gut funktionierendes Gehirn. Wer eines von beiden vergisst, kann sich nicht mehr optimal konzentrieren.

51

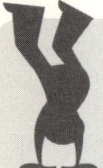

DER FILTER IM HIRN

NUR EIN BRUCHTEIL DER VIELEN SINNESREIZE, DIE STÄNDIG AUF UNS WIRKEN, WIRD BEWUSST WAHRGENOMMEN UND IM GEHIRN WEITERVERARBEITET. GOTT SEI DANK, DENN OHNE FILTERUNG WÜRDEN WIR VON DER FLUT DER SINNESREIZE ÜBERFLUTET UND WÄREN NICHT IN DER LAGE, UNS IN DER WELT ZURECHTZUFINDEN. WIE DIESER FILTER ENTSCHEIDET, WELCHE REIZE DURCHGELASSEN WERDEN UND WELCHE NICHT, WURDE JETZT UNTERSUCHT.

Haben Sie schon einmal erlebt, dass Sie auf einer bekannten Strecke mit dem Auto gefahren sind und sich beim Ankommen gar nicht mehr an den Weg erinnern konnten? Oder dass Sie bestimmte Routinearbeiten einfach machen, ohne auf die Details zu achten? Das liegt daran, dass unser Gehirn immer nur einen Bruchteil der tatsächlichen Sinnesreize bewusst wahrnimmt, der Rest wird herausgefiltert. Alles, was gerade nicht „gebraucht" wird, gelangt gar nicht erst ins Bewusstsein.

Machen Sie doch einmal folgendes Experiment: Schauen Sie sich im Raum um, in dem Sie gerade sitzen, und versuchen Sie alles bewusst wahrzunehmen, was Sie sehen. Die Gegenstände, die Farben, das Licht, die Eindrücke von draußen hinter dem Fenster. Und dann werden Sie sich bewusst, wie Sie atmen, wie Sie sitzen, was in Ihrem Körper passiert. Und dann hören Sie genau, was Sie gerade alles hören. Sie werden feststellen, dass nicht alles auf einmal geht. Man kann immer nur wenige Reize gleichzeitig wahrnehmen. Dafür gibt es den Filter im Kopf. Wenn wir den nicht hätten, würden wir verrückt. Allerdings führt dieser Filter auch dazu, dass beispielsweise Zeugen bei einem Autounfall von komplett unterschiedlichen Beobachtungen berichten können und man später nicht mehr weiß, was tatsächlich passiert ist.

Wissenschaftler aus Berlin und Cambridge haben diesen Filter identifiziert. Es handelt sich um ein kleines Nervengebiet im Hirnstamm, den sogenannten *Nucleus raphe dorsalis*, der für die Selektion ankommender Sinnesreize verantwortlich ist. Dort sind nur wenige Nervenzellen vorhanden, diese stehen aber mit dem gesamten Gehirn in Verbindung. In Tierexperimenten wurde festgestellt, dass diverse Botenstoffe, wie diese z. B. bei Glücksgefühlen oder besonderer Motivation gebildet werden, Einfluss auf die Filterung der Sinneseindrücke haben. Hier eröffnet sich ein spannendes Forschungsfeld in Bezug auf die Entwicklung und Nutzung des Gedächtnisses.

TIPP

Dass Sie sich nicht alles merken und alles gleichzeitig wahrnehmen können, ist gut so. Es gibt nur ganz wenige Menschen auf der Welt, die diesen Filter nicht haben, und dies sind allesamt Autisten.

JEDER HAT DAS
GEHIRN,
DAS ER VERDIENT ...

OB SIE FLEXIBEL IM KOPF SIND UND SICH SCHNELL AUF NEUES EINSTELLEN KÖNNEN ODER IMMER WIEDER IN DEN GEWOHNTEN BAHNEN DENKEN UND HANDELN, HÄNGT DAVON AB, WIE SIE IHR GEHIRN NUTZEN.

Veränderung ist möglich – lebenslang! Früher hat man noch geglaubt, dass sich Menschen ab einem gewissen Alter nicht mehr ändern können. Den Begriff „Altersstarrheit" verbinden wir mit unflexiblen Rentnern und knorrigen Pensionären.

Doch das muss nicht sein. Das Gehirn ist von seiner Grundstruktur her prinzipiell bis zuletzt wandlungsfähig. Die Schwierigkeit liegt darin, dass das nur funktioniert, wenn man es auch anwendet. **Will heißen: Nur jemand, der seinem Gehirn immer wieder neue Impulse gibt, ist auch in der Lage, immer neue Impulse zu verarbeiten und zu integrieren.** Das bedeutet vor allem, dass man das eigene Denken und die eigenen Ansichten immer wieder infrage stellen muss. Ein menschliches Gehirn kann zeitlebens neu programmiert werden, ein Mensch ist solange er lebt in der Lage, sich ein komplett neues Verhalten anzueignen, und man kann – zumindest theoretisch – auch eingefahrene Überzeugungen ändern.

Was es dafür braucht:

Setzen Sie sich idealerweise mit Menschen auseinander, die komplett anders denken als Sie, die ganz andere Meinungen haben und denen andere Dinge wichtig sind. Versuchen Sie, deren Standpunkte zu verstehen und sich darauf einzulassen.

Probieren Sie Dinge aus, die Sie nie zuvor getan haben, oder auch Dinge, die Sie eigentlich nicht mögen. Reisen Sie in Länder, die Sie nicht interessieren, und finden Sie alles, was dort interessant ist. Gehen Sie auf Partys, wo nur langweilige Leute sind, und machen Sie sich den spannendsten Abend Ihres Lebens.

Umgeben Sie sich mit Menschen, die entweder viel jünger oder viel älter sind als Sie oder aus einem komplett anderen Kulturkreis kommen und seien Sie neugierig, was sie zu sagen haben. Probieren Sie immer wieder neue Strategien aus, um Probleme zu lösen.

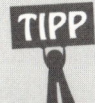

TIPP

Geben Sie Ihrem Gehirn so viele verschiedene Impulse wie nur möglich und vermeiden Sie allzu viel Routine. Nutzen Sie Ihr Gehirn so vielfältig, wie es nur geht.

WARUM WIR AUS ERFOLGEN BESSER LERNEN ALS AUS FEHLERN

WER DAS GEFÜHL HAT, IMMER WIEDER DIE GLEICHEN FEHLER ZU MACHEN, WIRD JETZT NEUROBIOLOGISCH BESTÄTIGT: AUS FEHLERN ZU LERNEN, IST NICHT SO EFFEKTIV WIE AUS ERFOLGEN. ERFOLGE UND DIE AUSSICHT AUF BELOHNUNG FÖRDERN GEDÄCHTNISLEISTUNG UND VERARBEITUNG VON SINNESREIZEN.

Bei einem Experiment mit Affen haben Wissenschaftler herausgefunden, dass das Gehirn beim richtigen Lösen einer Aufgabe bestimmte Signale sendet, die in verschiedenen Gehirnregionen positive Verstärkungen erzeugen und somit die Motivation erhöhen, weiterzulernen. Hier spielen vor allem der *präfrontale Kortex* und die *Basalganglien* eine Rolle, die besonders intensiv vernetzt sind. Der präfrontale Kortex ist für Denken und Handeln zuständig, die Basalganglien stehen mit motorischer Kontrolle, Wahrnehmung und Gefühlen in Zusammenhang.

Nach Erfolgen verbessert sich die Verarbeitung von Informationen im Gehirn. Dies verstärkt die Wahrscheinlichkeit, auch bei der nächsten Aufgabe richtig zu reagieren. Nach Misserfolgen wurde diese Signalverstärkung nicht beobachtet.

Dass die Aussicht auf eine Belohnung den Lernerfolg verbessert, ist allgemein bekannt. Dass dies sogar für den Tastsinn gilt, haben Wissenschaftler der Max-Planck-Gesellschaft jetzt herausgefunden. Bei einem Experiment sollten Testpersonen entscheiden, welche elektrische Spannung an ihren jeweiligen Zeigefingern stärker war, und bekamen für richtige Antworten finanzielle Belohnungen. Je nach Belohnungshöhe gelang es den Probanden immer besser, die richtige Entscheidung zu treffen. Gleichzeitig wurde untersucht, welche Rolle der Botenstoff Dopamin dabei spielte. Die Probanden wurden in drei Gruppen eingeteilt, eine bekam zusätzliches Dopamin verabreicht, die andere einen Dopaminhemmer und die dritte ein Placebo. Der Einfluss der Belohnung war am stärksten bei denjenigen, die zusätzlich Dopamin bekamen, die Placebogruppe lernte ebenfalls durch den Belohnungseffekt, bei den Teilnehmern der Dopaminhemmer-Gruppe fehlte der Belohnungseffekt hingegen völlig.

TIPP

Wenn Sie etwas lernen wollen, finden Sie für sich selber möglichst viele Belohnungsmöglichkeiten. Entwickeln Sie Strategien, was Sie sich selbst bei Erfolg gönnen, und Sie werden sich viel leichter beim Lernen tun und viel mehr Spaß dabei haben.

SPIEGELNEURONEN
UND WAS SIE BEWIRKEN

WIESO SPRECHEN ERWACHSENE INTUITIV MIT BABYS IN BA-BYSPRACHE UND NICHT IN ERWACHSENENSPRACHE? WIESO IST LACHEN ANSTECKEND? UND WEINEN OFT AUCH?

Vor einigen Jahren wurde eine Region im Großhirn entdeckt, deren Nervenzellen aktiviert werden, wenn man bei anderen Menschen bestimmte motorische Handlungen oder Gefühle beobachtet. Diese sogenannten Spiegelneuronen führen dazu, dass man die Handlung oder auch das Gefühl „nachmacht". Beispiel Ekel: Wenn ein Mensch verdorbene Eier riecht, verzieht er das Gesicht auf eine bestimmte Art und Weise. Wenn er einen anderen Menschen beim Ekel-Empfinden beobachtet, wird genau die gleiche Gehirnregion aktiviert und häufig auch das gleiche Gesicht gemacht. Dieser Mechanismus funktioniert bei allen möglichen Emotionen; er bildet die Grundlage von Empathie. Manche Menschen fangen selber an zu weinen, wenn ein ihnen nahestehender Mensch weint. Auch Lachen ist meistens ansteckend.

58

Ein weiterer Spiegelmechanismus kommt zutage, wenn man einen Menschen beobachtet, der bestimmte Bewegungen ausführt. Vielleicht haben Sie schon beobachtet, dass zwei Menschen in einem Restaurant, die sich intensiv miteinander unterhalten, meistens gleichzeitig oder mit einem minimalen zeitlichen Abstand zum Glas greifen und trinken. Hier sind wieder die Spiegelneuronen am Werk. Diese Mechanismen werden mittlerweile auch in der Rehabilitation genutzt. So hat man festgestellt, dass Menschen, die beispielsweise aufgrund eines Schlaganfalls Bewegungen neu lernen mussten, schneller wieder in der Lage waren, diese auszuführen, wenn sie in einem Video einen anderen Menschen beobachteten, der genau diese Bewegung ausführte. Eine weitere interessante Erkenntnis über die Spiegelneuronen betrifft Autisten: Möglicherweise sind bei ihnen die Hirnregionen mit den Spiegelneuronen beeinträchtigt und sie sind deshalb nicht in der Lage, mit anderen Menschen Empathie aufzubauen oder deren Bewegungen automatisch nachzuahmen.

TIPP

Beobachten Sie beim nächsten Besuch im Restaurant mal Menschen beim Gespräch. Wenn sie eine gute Verbindung haben, wird sie die gleiche Körperhaltung und eine ganz ähnliche Gestik verbinden. Den Mechanismus des „Spiegelns" kann man übrigens auch bewusst nutzen, um mit anderen Menschen eine Verbindung aufzubauen.

LERNEN SIE IHREN INNEREN WAHRSAGER KENNEN

WIESO GLAUBEN WIR SO OFT ZU WISSEN, WIE SICH SITUATIONEN ENTWICKELN ODER WAS MENSCHEN ALS NÄCHSTES SAGEN? DER HIPPOCAMPUS, EINE GEHIRNREGION, DIE VOR ALLEM FÜR LERNEN UND ERINNERUNGEN ZUSTÄNDIG IST, WEISS, WARUM.

Der Hippocampus ist unter anderem für unsere Einschätzung der nahen Zukunft zuständig und fungiert sozusagen als innerer Wahrsager. Dort werden alle möglichen Erinnerungen gespeichert und mit den aktuellen Situationen in Verbindung gebracht und daraus eine mögliche Zukunft abgeleitet. So ist es möglich, dass Sie morgens Ihren Weg zur Arbeit finden, denn der Hippocampus weiß, an welcher Kreuzung Sie links abbiegen müssen. Doch auch in vielen anderen Situationen schließt der Hippocampus von vergangenen Erfahrungen auf zukünftige Entwicklungen. Vielleicht kennen Sie das: Sie treffen einen alten Freund wieder und haben plötzlich eine ganze Kette von Erinnerungen und vergangenen Bildern in Ihrem Kopf. Und dann wissen Sie schon, was dieser Mensch Ihnen gleich alles erzählen wird.

Je nachdem, ob er positiv oder negativ in Erinnerung geblieben ist, reagieren Sie schon im Vorfeld erfreut oder ungeduldig.

Wissenschaftliche Untersuchungen im Kernspintomografen zeigen, dass der Hippocampus ständig aktuelle Ereignisse mit vergangenen Erfahrungen abgleicht. Er reagiert auf Diskrepanzen zwischen dem, was er zu sehen erwartet, und dem, was er dann tatsächlich sieht. So entstehen Überraschungen.

Das erklärt, warum Menschen mit geschädigtem Hippocampus, z. B. Alzheimerpatienten, Schwierigkeiten haben, vertraute Wege zu finden oder komplexe Abläufe zu bewältigen. Sie können die Zusammenhänge nicht mehr erkennen, weil der Hippocampus nicht mehr die vielen unterschiedlichen Komponenten der Erfahrung in ein verständliches Ganzes umwandeln kann.

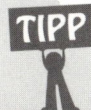

TIPP

Es ist also ganz normal, dass Menschen ständig Erwartungen haben und glauben zu wissen, was als Nächstes passiert. Das Gehirn ist so programmiert. Bleiben Sie trotzdem offen für Überraschungen, denn tatsächlich hat Ihr innerer Wahrsager oft nicht recht.

CHECK:
WIE HOCH IST IHR RISIKO FÜR
DEMENZ,
ALZHEIMER & CO.?

WENN EINER ODER MEHRERE DER FOLGENDEN FAKTOREN FÜR SIE ZUTREFFEN, SOLLTEN SIE HELLHÖRIG WERDEN. DANN NÄMLICH IST IHR RISIKO, IN DEN NÄCHSTEN 20 JAHREN EINE DEGENERATIVE HIRNERKRANKUNG ZU BEKOMMEN, ERHÖHT.

EIN HOHES RISIKO ZWISCHEN 35–49 PROZENT HAT, WER ...

X älter als 53 Jahre alt ist,

X weniger als 7 Jahre eine Schule besucht hat,

X Übergewicht hat (BMI › 30 kg/cm²),

X dauerhaft einen systolischen Blutdruck › 140 hat,

X hohe Cholesterinwerte hat (› 6,5 nmol gesamt),

X sportlich inaktiv ist,

X einen monotonen Tagesablauf hat,

X wenig soziale Kontakte hat.

Nach dem Motto: Die beste Maßnahme, das Leben zu verlängern, ist es, alles zu vermeiden, was das Leben verkürzt. Dann wissen Sie ja jetzt, was Sie zu tun haben!

Und wenn Sie ehrlich sind und genau hinsehen, erkennen Sie auch, dass Sie fast alle dieser Faktoren (außer das Lebensalter) selbst beeinflussen können. Oder um es mit den Worten des griechischen Philosophen Platon zu sagen: „Wer sich übt im Staunen-Können und im Sich-freuen-Können, wird auch im hohen Alter noch frisch sein."

TIPP

Die größte Gefahr beim Benutzen des Hirns ist, dass man die Strategien, die einmal funktioniert haben, immer wieder anwendet und irgendwann gar nicht mehr auf die Idee kommt, dass es auch anders gehen könnte. Das wird dann problematisch, wenn eine erlernte Strategie nicht mehr funktioniert, weil sich die Rahmenbedingungen geändert haben. Wer als Kind mit Schmollen und Quengeln erfolgreich war, ist das als Erwachsener meistens nicht mehr. Oder wer in seiner Familie gelernt hat, dass man nur durch hartes Arbeiten Anerkennung bekommt, läuft später schneller Gefahr, womöglich einem Burnout zu erliegen.

63

BRAIN, GYM & CO.
– SO HALTEN SIE IHR HIRN IN FORM!

Das Gehirn in seinem anatomischen Aufbau hat sich im Prinzip seit 400.000 Jahren nicht mehr verändert. Wie ein menschliches Gehirn aufgebaut ist, hängt einzig und allein davon ab, wie es benutzt wird.

Je vielfältiger man es von Anfang an einsetzt, desto flexibler und anpassungsfähiger bleibt es. Deshalb gilt:

Halten Sie Ihr Hirn in Form!

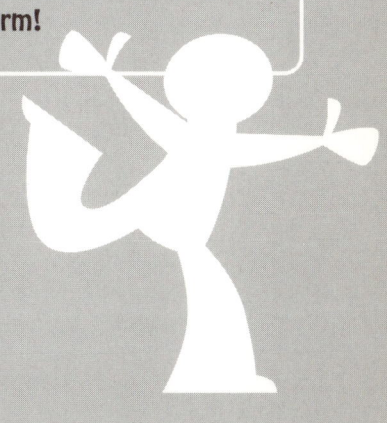

USE IT OR LOOSE IT
NUTZEN SIE
IHRE GRAUEN ZELLEN!

JEDER HAT DAS GEHIRN, DAS ER VERDIENT. ODER BESSER: DAS ER SICH SELBER GESCHAFFEN HAT. DIE WISSENSCHAFTLICHE FORSCHUNG ZEIGT IMMER DEUTLICHER, DASS DAS GEHIRN SICH DEN ERFORDERNISSEN SEINES NUTZERS ANPASST.

Es gibt bestimmte Schneckenarten, die sich im Laufe ihres Lebens irgendwann irgendwo festsaugen und an diesem Ort bleiben. Sobald sie ihren Lieblingsort gefunden haben und sich quasi um nichts mehr kümmern müssen, außer vielleicht vorbeischwimmendes Plankton zu fressen, beginnen sie ihre Gehirne zurückzubilden. Sie brauchen sie schlichtweg nicht mehr.

Menschliche Gehirne sind um ein vielfaches komplexer als die von Schnecken, dennoch kann man bei Menschen ganz ähnliche Phänomene beobachten.

Wenn man ein Baby aus der Urzeit heute in unserer Gesellschaft aufwachsen lassen könnte, würde es wahrscheinlich studieren, Auto fahren und einen Computer bedienen können, genau wie wir. Dass die Menschen zu dieser Zeit das alles nicht konnten, liegt daran, dass es noch keine Sprache gab und die Umstände sowie die Gesellschaft als Ganzes noch nicht so weit waren. Die Gehirne an sich wären es schon gewesen! Tatsächlich liegen aber selbst heute noch viele Potenziale brach. Denn Menschen neigen dazu, bestimmte Verhaltens- und Denkmuster schon sehr früh zu etablieren und diese dann immer wieder mehr oder weniger unbewusst abzuspulen, ohne überhaupt auf die Idee zu kommen, dass es auch anders gehen könnte.

Die beste Weise, Ihr Gehirn optimal zu nutzen, ist daher, es möglichst vielfältig zu nutzen, immer wieder neue Dinge auszuprobieren, immer wieder Neues zu lernen und zu erfahren. Animieren Sie Ihre grauen Zellen, sich immer wieder neu zu verschalten, auch und besonders mit zunehmendem Alter.

Wenn Sie das nicht tun, wird Ihr Hirn sich zurückentwickeln, Ihre Nervenzellen werden zu immer weniger und immer breiteren Autobahnen ausgebaut und die vielen kleinen verschlungenen Pfade und neuen Wege haben kaum noch Chancen.

TIPP

Lassen Sie sich jeden Tag einmal überraschen oder überraschen Sie andere Menschen – egal mit was!

NEUER TREND:
BRAINWALKING

GEDÄCHTNISÜBUNGEN ALLEINE SIND SCHON GUT – DOCH IN KOMBINATION MIT BEWEGUNG SIND SIE UNSCHLAGBAR. BRAINWALKING HEISST DER NEUE DENKSPORT. DABEI HANDELT ES SICH UM EINE KOMBINATION AUS BEWEGUNG UND GEDÄCHTNISTRAINING.

Für alle Auf-der-Toilette-Zeitungsleser, Beim-Autofahren-Termine-Planer und In-der-S-Bahn-E-Mails-Beantworter: Nun gibt es eine Weiterentwicklung von „Walking", nämlich das „Brainwalking". Das heißt, man löst während eines geführten Spazierganges Gedächtnisaufgaben. Der Witz dabei ist die Aktivierung beider Gehirnhälften, also der kreativen rechten und der analytisch-rationalen linken. Für die linke Gehirnhälfte gibt es Erinnerungs- und Denksportaufgaben und für die rechte Gehirnhälfte gibt es Sinnesübungen, z. B. bewusstes Wahrnehmen der Natur im unmittelbaren Umfeld. Schon die alten Philosophen wussten, dass Gehen die Gedanken klärt und die Problemlösung einen anderen Ansatz bekommt. Mit Bewegung an der frischen Luft wird das Gehirn besser durchblutet und der Sauerstoff gibt einen Extra-Kick!

Brainwalking liest sich ganz einfach: Sich bewegen und dabei Gedächtnisübungen machen. Doch gleichzeitig gehen, auf den Weg achten, einzelne Grashalme wahrnehmen und Worte wie „Brotzeit" rückwärts (TIEZTORB) buchstabieren ist schon eine echte Herausforderung. Eine Studie der Uni Erlangen hat gezeigt, dass die Kombination aus gezieltem Bewegungs- und Gedächtnistraining der Hirnalterung entgegenwirkt. Bereits zehn Minuten tägliches Training genügen, um die Merkfähigkeit und Konzentrationskraft zu verbessern!

SO KÖNNEN SIE GLEICH MEHRERE FLIEGEN MIT EINER KLAPPE SCHLAGEN:

- Bewegung ist immer gesund
- Bewegung an der frischen Luft ist noch besser
- Die geistige Leistungsfähigkeit nimmt mit Bewegung um 20 Prozent zu
- Die Denksportaufgaben kann man in den Alltag übernehmen (z. B.: Wie merke ich mir die vielen PIN-Nummern?)
- Die bewusste Wahrnehmung der Umwelt wird trainiert
- Fantasie und Kreativität werden zusätzlich angeregt

TIPP

Der Spaß steht bei allen Übungen im Vordergrund. Sie sind schnell und einfach alleine oder in der Gruppe anzuwenden und jederzeit auch im Alltag einsetzbar. Es gibt immer mehr Anbieter für spezielle Brainwalking-Kurse. Oder probieren Sie doch einfach selber auf Ihrem nächsten Spaziergang aus, Gedächtnisübungen zu machen und gleichzeitig die Steine am Wegesrand zu zählen.

SPRECHEN SIE MAL
STRÄWKCÜR

SO GUT WIE ALLE KÖRPERLICHEN UND GEISTIGEN PROZESSE SOWIE AUCH DIE SPRACHE LAUFEN IMMER IN EINE RICHTUNG. WIR SIND ES GEWOHNT, VORWÄRTS ZU SPRECHEN, ZU GEHEN UND ZU DENKEN. MACHEN SIE'S DOCH MAL ANDERS HERUM.

Können Sie rückwärts gehen oder gar laufen? Rückwärts auf einem Bein hüpfen? Viele Menschen kennen das höchstens noch von der Grundschule und haben diese Art der Bewegung völlig verlernt. Dabei ist es eine wunderbare Möglichkeit, die geistigen und motorischen Fähigkeiten aufzumöbeln. Ein tolles Training ist es auch, rückwärts zu sprechen. Bei Worten wie „Regen" und „Neger" fällt uns das noch leicht. Was ist aber mit „Bruttosozialprodukt"? Eine wunderbare Art des Hirnjoggings ist, jeden Tag mindestens drei Wörter rückwärts zu sprechen. Wenn Ihnen das noch nicht reicht, machen Sie alles mit links, was Sie bisher mit rechts gemacht haben, und umgekehrt. Das ist besonders spannend beim Zähneputzen.

TIPP

Öfters mal anders als gewohnt Zähne putzen, Knöpfe annähen, Klavier spielen, gehen oder sprechen. Viel Spaß!

MULTITASKING
IM ALLTAG
– DIE BESTE ÜBUNG
FÜR IHR GEHIRN

ANGEBLICH KÖNNEN FRAUEN ES BESSER ALS MÄNNER – MEHRERE DINGE GLEICHZEITIG TUN. FÜR DAS GEHIRN – EGAL WELCHEN GESCHLECHTS – IST MULTITASKING JEDENFALLS EIN IDEALES TRAINING!

Für moderne Hirnforscher ist Multitasking keine Plage der Neuzeit, sondern eine Folge davon, dass sich ein menschliches Gehirn geradezu davon angezogen fühlt. Es giert ständig nach neuen Impulsen und auch wenn man sich manchmal subjektiv überfordert fühlt, sind die am stärksten herausfordernden Momente oft auch unsere schönsten. Denken Sie mal an Ihre eigene Hochzeit oder ein anderes wichtiges einschneidendes Erlebnis in Ihrem Leben, bei dem viele Menschen beteiligt, viele Eindrücke zu bewältigen und viele Aktivitäten zu managen waren. Da haben Sie wahrscheinlich nicht viel nachgedacht, sondern haben einfach gehandelt. Auch das ist ein sehr gutes Gehirntraining, verschiedene Aktivitäten gleichzeitig zu managen.

Das Gehirn ist immer aktiv, auch wenn Sie nicht bewusst nachdenken. Verschiedene Dinge gleichzeitig zu tun, macht Ihre grauen Zellen glücklich. Optimal ist es, wenn Sie Ihren Körper und Ihren Geist gleichzeitig mit verschiedenen Dingen beschäftigen. Übrigens gilt mittlerweile auch als erwiesen, dass sich die geistige Leistungsfähigkeit den Anforderungen anpasst. Will heißen: Wenn die Herausforderungen steigen, passt sich das Hirn daran an und irgendwann ist das, was vorher noch kompliziert war, normal. Denken Sie daran, wie Sie Autofahren gelernt haben und wie schwierig es war, alles gleichzeitig zu tun: Gaspedal drücken, schalten, in den Rückspiegel schauen. Wenn man das eine Zeit lang macht, kann man dabei auch noch Musik hören, essen oder sich mit seinem Beifahrer unterhalten.

Das menschliche Gehirn hat eine unglaubliche Plastizität. So gibt es Beispiele von Menschen, die nach Tumorentfernungen oder Verletzungen am Kopf und Verlust eines Teils ihrer Hirnsubstanz trotzdem ganz normal weiterleben konnten, da die Aufgaben der zerstörten Hirnregion von anderen Gehirnteilen übernommen wurden. Besonders extrem ist die Geschichte eines jungen Mannes, dem als Elfjähriger aufgrund starker epileptischer Anfälle eine komplette Hirnhälfte entfernt werden musste. Über mehrere Jahre hat das linke Großhirn alle Aufgaben des rechten übernommen. Der mittlerweile junge Erwachsene kann inzwischen schreiben und Schach spielen.

PROBIEREN SIE DOCH MAL BEWUSST MULTITASKING IM ALLTAG AUS:

X Schauen Sie beim Bügeln fern.

X Singen Sie beim Duschen.

X Formulieren Sie einen Brief beim Kochen (bitte dabei nicht die Suppe versalzen).

X Schreiben Sie eine E-Mail, während Sie telefonieren. (Aber sagen Sie Ihrem Gesprächspartner, dass Sie Ihr Gehirn trainieren, denn sonst wäre das sehr unhöflich!)

X Machen Sie eine Einkaufsliste im Kopf, während Sie putzen.

X Lesen Sie auf dem Hometrainer.

X Rezitieren Sie ein Gedicht, während Sie im Garten arbeiten.

X Lösen Sie Rechenaufgaben beim Fahrradfahren.

X Gehen Sie rückwärts und schreiben dabei eine SMS. (Schauen Sie vorher, dass nichts im Weg liegt!)

X Falten Sie die T-Shirts im Schrank während sie gleichzeitig die Socken zählen.

DAS GEHIRN IST AUCH IM ALTER NOCH WANDLUNGSFÄHIG

FRÜHER GLAUBTE MAN, DIE GEHIRNENTWICKLUNG WÄRE MIT DEM ENDE DER PUBERTÄT ABGESCHLOSSEN. NEUERE UNTERSUCHUNGEN ZEIGEN ABER, DASS DAS GEHIRN IMMER IM WANDEL BEGRIFFEN IST UND SICH AUCH IM HOHEN ALTER NOCH VERÄNDERN KANN.

Wenn wir neue Erfahrungen machen und lernen, bilden sich im Hirn neue Verbindungen zwischen den Nervenzellen aus. Dieser Prozess läuft lebenslang ab, das Gehirn verändert sich daher auch ständig. So kann beispielsweise auch erklärt werden, dass Menschen im Laufe ihres Lebens viele ihrer Einstellungen und Werte verändern. Im Alter läuft dieser Prozess zwar etwas langsamer, er findet aber dennoch statt. Ein Umzug beispielsweise, eine Reise, eine neue Partnerschaft oder einfach neue Erfahrungen führen im Gehirn dazu, dass neue Nervenverbindungen entstehen. Forscher der John-Hopkins-Universität in den USA haben bei Untersuchungen an Ratten herausgefunden, dass die Hirne von älteren Tieren anders lernen als die von jüngeren. Erinnerungen werden, vereinfacht gesagt, durch Variationen der chemischen Signale an den Synapsen erzeugt. Dabei spielen verschiedene Rezeptoren eine Rolle. Die Signalübertragung an den Nervenenden funktioniert bei älteren Tieren anders als bei jungen, es werden andere Rezeptoren aktiviert. Hieraus ergeben sich ganz neue Forschungsfelder für die Behandlung altersbedingter degenerativer Gehirnerkrankungen. Das ist allerdings noch ein sehr junges Forschungsfeld. Bis es hier neue Erkenntnisse gibt, heißt die Devise: Auch wenn's noch nicht bewiesen ist, es funktioniert. Geben Sie Ihrem Gehirn auch mit zunehmendem Alter viel „Futter" und fördern Sie sein Wachstum.

Gönnen Sie sich auch im hohen Alter immer wieder neue Erfahrungen, probieren Sie Neues aus, reisen Sie in neue Gegenden und Länder und überraschen Sie sich selbst und Ihre Angehörigen mit verrückten Projekten und Aktivitäten.

LAUFEN MACHT SCHLAU

SPORT SORGT FÜR EIN EFFEKTIVERES GEHIRN, WÄHREND DER SCHWANGERSCHAFT SOGAR BEIM UNGEBORENEN!

Ein Wissenschaftlerteam aus Ulm hat nun den Beweis: Wer regelmäßiges Lauftraining absolviert, verbessert seine Konzentrationsfähigkeit und das visuell-räumliche Gedächtnis. Fittere Studienteilnehmer zeigten dabei eine schnellere und effizientere Reizverarbeitung als unfitte. Zudem konnten genetisch bedingte Nachteile beim Abbau von Dopamin infolge geistiger Anstrengung durch körperliche Aktivität ausgeglichen werden. Die Gedächtnisleistung lässt sich also mit Sport steigern, vor allem das räumliche Vorstellungsvermögen. Kein Wunder: Durch Bewegung im Raum muss sich das Gehirn ständig neu anpassen und orientieren, gleichzeitig werden die verschiedensten Muskeln aktiviert und koordiniert. Noch nicht ganz klar ist, welche Sportart und -dauer die optimalste ist. Daher gilt im Zweifelsfall: **Jeder Sport ist besser als kein Sport!**

Wenn Sie nicht joggen können oder wollen, versuchen Sie es mit Walking oder zumindest mit regelmäßigem Spazierengehen. Wissenschaftler aus Berlin gingen noch weiter. Sie stellten fest, dass die Nachkommen von Mäusen, die während der Schwangerschaft viel im Laufrad waren, fast 40 Prozent mehr Nervenzellen gebildet haben als Nachkommen von weniger aktiven Müttern. Der Zuwachs an Nervenzellen fand zudem in einer Hirnregion statt, die stark an Lern- und Gedächtnisvorgängen beteiligt ist. Grund für dieses Mehr an Zellen soll ein Wachstumsfaktor sein, der im Gehirn der Mäusebabys von sportlichen Müttern deutlich höher ist als in der Kontrollgruppe.

Inwieweit sich diese Erkenntnis auch auf den Menschen übertragen lässt, ist noch unklar, aber schaden tut Bewegung sicher auch in der Schwangerschaft nicht. Wenn Sie Probleme haben, sich zum Sport zu motivieren, fangen Sie langsam an. Zur Not damit, dass Sie sich einfach nur die Sportklamotten anziehen, kurz so tun als ob, und sich dann wieder umziehen. Wenn Sie das ein paar Mal tun, werden Sie irgendwann auch tatsächlich loslaufen, garantiert!

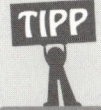

TIPP

Sport schadet nur ausgesprochen selten und bringt viele positive Effekte mit sich! Also, worauf warten Sie?

ROSENDUFT VERBESSERT DAS GEDÄCHTNIS

AN ALLE DUFTÖLFREUNDE: SIE KÖNNEN IHR ÖL GEZIELT ZUR VERKNÜPFUNG DER GEHIRNZELLEN EINSETZEN!

Wir haben schon gelernt, dass Schlafen richtig gut für die Verknüpfung der kleinen grauen Zellen ist! In immer mehr Ländern wird der Mittagsschlaf auch in Büros und öffentlichen Einrichtungen als gesundheitsfördernd akzeptiert.
Sie können dem Ganzen sogar noch auf die Sprünge helfen, indem Sie während der Lernphase und während der Tiefschlafphase Rosenduft schnuppern!
Wissenschaftler aus Hamburg und Lübeck haben Probanden Memory spielen und anschließend schlafen lassen. Bei diesem Versuch wurde festgestellt, dass die Gruppen, die während der Spielzeit und der Tiefschlafphase Rosenduft ausgesetzt waren, sich nach dem Aufwachen an deutlich mehr Bilderpaare erinnern konnten als die Gruppen, die

keinen Rosenduft bekamen oder den Duft nur in der Lern- oder Tiefschlafphase schnuppern durften. Die verstärkende Wirkung des Duftes auf die Gedächtnisbildung ist dabei auf die Verknüpfung des Duftes mit den Lerninhalten des Memory-Spieles zurückzuführen. Sie müssen nicht zwingend Memory spielen, dieser verstärkende Effekt kann auch auf andere Lerninhalte übertragen werden! Sie müssen auch nicht zwingend Rosenduft riechen, es funktioniert auch mit Vanille oder anderem. Diesen Effekt kennen Sie sicher auch: Düfte prägen sich sehr intensiv ins Gedächtnis ein. Wenn Sie den Geruch von Spekulatius und frischen Tannennadeln in der Nase haben, tauchen automatisch Bilder von Weihnachten auf. Beim Lernen funktioniert das Ganze allerdings nur in Bezug auf Fakten und Ereignisse und nicht beim Lernen von motorischen Fähigkeiten, wie z. B. Rad- oder Autofahren. Der Duftbaum im Auto wird also nicht unbedingt Ihre Fahrkenntnisse verbessern.

Übrigens: Hunde verwenden bis zu 50 Prozent ihrer gesamten Hirnpotenz fürs Riechen.

TIPP

Einfach ein Schälchen Duftöl beim Lernen auf den Schreibtisch stellen und nachts neben das Bett. Wenn Sie dann im Tiefschlaf schlummern, lernt Ihr Hirn dank des Duftes weiter!

SCHMERZ
STÖRT DAS GEDÄCHTNIS

**AKUTE UND CHRONISCHE SCHMERZREIZE STÖREN DIE VER-
ARBEITUNG ANDERER REIZE IM GEHIRN UND DAMIT AUCH
DIE LERNFÄHIGKEIT UND DAS ERINNERUNGSVERMÖGEN.**

Dass Schmerz die geistige Leistungsfähigkeit beeinträchtigt, liegt nahe, die Mechanismen dieser Störwirkung waren
jedoch bisher weitgehend ungeklärt. Hamburger Forscher
beobachteten in einer aktuellen Studie Versuchspersonen
beim Lernen von Bildern mithilfe der Kernspintomografie und setzten sie gleichzeitig einem leichten Schmerz
aus, um herauszufinden wie Schmerzen das Lernen beeinträchtigen. Sie konnten beobachten, dass das Lernen
deutlich gehemmt war, solange das Gehirn mit der Verarbeitung der Schmerzreize beschäftigt war. Folglich konnten sich die Versuchspersonen später auch schlechter an
die Bilder erinnern, die sie während des Schmerzes gesehen hatten. Den Medizinern gelang es auch, die Quelle
der Störwirkung im Gehirn ausfindig zu machen. Ein Teil
des Schmerzsystems selbst ist es, das die Verarbeitung
visueller Reize in der Sehrinde beeinträchtigt.

Schon vor Jahren wurde ein Gen identifiziert, das bei der Schmerzwahrnehmung eine Schlüsselfunktion spielte. Mäusen, denen dieses Gen fehlte, hatten eine reduzierte Schmerzempfindlichkeit und gleichzeitig eine höhere Merkfähigkeit und Lernwilligkeit. Die Aktivität des Gens hängt vom Calcium-Status ab. Calcium selbst ist ein wichtiger Faktor bei der Regulation der Schmerzwahrnehmung und Gedächtnisleistung. Jüngste Forschungsergebnisse deuten darauf hin, dass eine Entgleisung der Calcium-Regulation die eigentliche Ursache für Alzheimerkrankheiten sein könnte.

Wissenschaftler eines Schmerzforschungszentrums vermuten, dass die Aufmerksamkeits- und Gedächtnisstörung von Schmerzpatienten auf eine gestörte „Gedächtnisspur" zurückzuführen ist. Das bedeutet, dass das Gehirn mit der Verarbeitung des Schmerzreizes beschäftigt ist und nur schlecht eine neue Information aufnehmen kann, weiterhin wird diese neue Information selten im Langzeitgedächtnis abgespeichert.

TIPP

Schmerzen sind nicht nur für das Wohlbefinden, sondern auch fürs Lernen kontraproduktiv. Vor allem, wer unter chronischen Schmerzen leidet, hat hier möglicherweise Schwierigkeiten. Versuchen Sie die Ursachen der Schmerzen zu beseitigen, z. B. durch Sport bei Rückenschmerzen. Hier helfen auch natürliche Mittel wie hoch dosierte antioxidative Vitamine (ACE) und Omega-3-Fettsäuren.

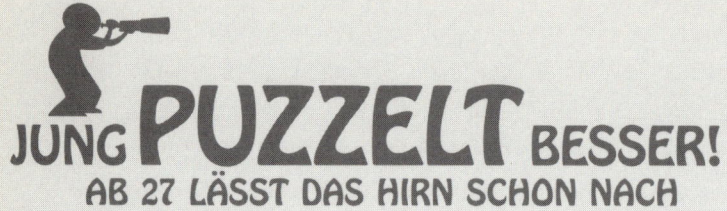

JUNG PUZZELT BESSER!
AB 27 LÄSST DAS HIRN SCHON NACH

DIE FÄHIGKEITEN, DIE SIE ZUM PUZZELN BRAUCHEN, SIND AM STÄRKSTEN MIT MITTE BIS ENDE 20 AUSGEPRÄGT. DANACH SOLLTEN SIE SICH ERST RECHT WEITER IM TEILEFINDEN ÜBEN, UM DIE FÄHIGKEIT ZU ERHALTEN!

Im Rahmen einer Studie an über 2.000 Personen stellten Wissenschaftler fest, dass die Fähigkeiten zur Verarbeitung von Informationen bereits im Alter von 27 Jahren nachlassen. Man hat Probanden in einem Zeitraum von sieben Jahren immer wieder verschiedene Denk- und Gedächtnisaufgaben lösen lassen, unter anderem Puzzle legen. Dabei zeigte sich, dass sie mit 22 Jahren die größten Puzzle-Fähigkeiten hatten. Das Erinnerungsvermögen lässt erst ab etwa 27 Jahren nach, und natürlich werden diese „Defizite" durch einen wachsenden Wissensumfang und Erfahrungsschatz kompensiert.

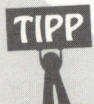

TIPP

Wer Weltmeister im Puzzeln werden will, sollte das vor dem 30. Geburtstag angehen. Alle anderen können einfach Spaß dabei haben!

WEIBLICHE HORMONE BEEINFLUSSEN DIE **WAHRNEHMUNG**

HORMONE BESTIMMEN NICHT NUR UNSER HANDELN, SONDERN AUCH WIE UND WAS WIR WAHRNEHMEN UND DENKEN!

Männer hören nicht zu und Frauen können nicht einparken. Das kennen Sie sicher. Über die Unterschiede von Männern und Frauen sind schon viele Bücher geschrieben worden. Neue Untersuchungen haben jetzt einen realen Unterschied getestet, nämlich die Hormonsituation. Frauen unterliegen im Laufe eines Monats ganz natürlichen hormonellen Schwankungen. Hier spielt vor allem das Östrogen, aber auch Progesteron eine Rolle. Das Vorurteil, dass Frauen eine schlechtere räumliche Wahrnehmung haben, konnte jetzt bestätigt werden. Allerdings nur in einer bestimmten Phase ihres Zyklus. Ein Wissenschaftler-Team aus Bochum fand heraus, dass es einen Unterschied macht, wann eine Frau auf ihre räumliche Wahrnehmung getestet wird. Findet der Test während der Menstruationsphase statt, also zum Tiefpunkt der weiblichen Hormonkonzentration, so schneiden Frauen fast so gut ab wie Männer. 20 Tage später, also zum Hochpunkt der weiblichen Hormone, sinkt die Leistung der räumlichen Wahrnehmung drastisch ab!

WER ÖFTER SCHLÄFT, LERNT BESSER!

DAS GEHIRN IST NACH ERLERNEN EINER NEUEN MOTO-RISCHEN ÜBUNG FÜR BIS ZU ACHT STUNDEN SEHR ANFÄL-LIG FÜR STÖRUNGEN. WENN MEHRERE DINGE GLEICHZEITIG GELERNT WERDEN, GIBT ES ÜBERLAGERUNGEN. EIN MIT-TAGSSCHLAF KANN DA BEIM SORTIEREN HELFEN!

Warum schlafen wir eigentlich? Die Frage hat sich sicher jeder schon mal gestellt. Schlaf dient unter anderem dazu, Informationen besser zu speichern, aber auch motorische Abläufe zu lernen und zu verankern. Wissenschaftler aus Düsseldorf haben in einem Experiment festgestellt, dass eine Schlafphase nach einer Lernphase sich positiv auf die Wiedergabe des Gelernten auswirkt. Dabei war es un-erheblich, wie lange oder wie tief diese Schlafphase war, denn auch schon ein kurzes Nickerchen von wenigen Mi-nuten konnte das Erinnerungsvermögen verbessern. Ruht man sich aber nur aus und bleibt dabei wach, so konnte dieser positive Effekt leider nicht erzielt werden. Schlafen dient also der Gedächtnisbildung!

Vielleicht ist das auch ein Grund, warum kleine Kinder öfter am Tag schlafen, schließlich müssen die das Erlebte und

Gelernte erst mal „verdauen" und bestehende Informationen mit Neuem verknüpfen.

Warum genau eine Schlafphase die Gedächtnisleistung ankurbelt, ist noch nicht ganz geklärt. Es wird vermutet, dass gleich zu Schlafbeginn Prozesse der Gedächtniskonsolidierung in Gang gesetzt werden, die auch dann noch weiterlaufen, wenn der Schlaf kurze Zeit später unterbrochen wird. Konsolidierung ist im Prinzip die Zusammenfassung des Gelernten sowie die „Entsorgung" dessen, was nicht wichtig ist. Auf diese Weise wird das Erinnerungsvermögen verbessert, es werden wichtige Informationen abgespeichert und überflüssige gleich wieder vergessen.

Andere Wissenschaftler schlossen aus einer Studie an Kleinkindern, dass Schlafen das abstrakte Lernen und die Fähigkeit, allgemeine Muster auch in neuer Information zu entdecken, verbessert.

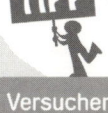

Versuchen Sie, auch zwischendurch kurz zu schlafen. In zunehmend mehr Jobs wird dies heutzutage ermöglicht. Vor allem, wenn Sie etwas Neues lernen, ist schlafen zwischendurch günstig. Tipp für den Mittagsschlaf: Falls Sie zu niedrigem Blutdruck neigen und nach dem Schläfchen nicht mehr „hochkommen", schlafen Sie im Sitzen oder auf der Couch und auf gar keinen Fall im Bett.

Und – schlafen Sie nicht zu lang, maximal 30 Minuten, und nicht später als gegen 17 Uhr. Sonst haben Sie wahrscheinlich am Abend Schwierigkeiten beim Einschlafen.

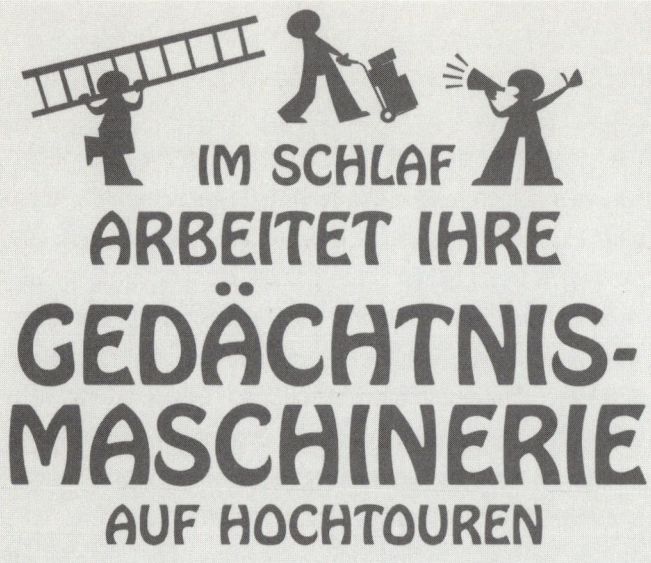

IM SCHLAF ARBEITET IHRE GEDÄCHTNIS-MASCHINERIE AUF HOCHTOUREN

IN DER NACHT ENTSCHEIDET SICH, WAS SIE VON DEN EIN-
DRÜCKEN DES TAGES IM KOPF BEHALTEN UND WAS SIE VER-
GESSEN. VOR ALLEM MIT EMOTIONEN VERKNÜPFTE DINGE
WERDEN BESSER BEHALTEN ALS NEUTRALE INFORMATI-
ONEN.

Was ist eigentlich genau das Gedächtnis? Jeder Mensch
hat ein Gehirn, doch wie werden aus Nervenzellen Gedanken? Letztlich bedeutet Gedächtnis die Verbindung und
Trennung von Neuronen. Wenn die Nervenzellen zusam-
mengeschaltet sind, wird etwas erinnert, wenn die Verbindung unterbrochen ist, bedeutet das Vergessen. Das
Zusammenschalten und Trennen wird mithilfe von be-

stimmten Botenstoffen bewerkstelligt, die ausgeschüttet werden oder auch nicht. An der Universität von Pennsylvania haben Wissenschaftler erstmalig einen der Mechanismen identifiziert, die für den Aufbau des Gedächtnisses zuständig sind. Es handelt sich dabei um einen Rezeptor, der diese Zusammenschaltungen und Trennungen verstärkt. Der *NMDAR* (N-Methyl-D-Aspartat-Rezeptor) funktioniert an den Nervenschaltstellen wie eine Art Lauschposten und Türsteher: Er empfängt ein Signal von außerhalb der Zelle und „entscheidet" dann, ob er die Botenstoffe ausschüttet und damit die Verbindung verstärkt oder abschwächt.

Das alles passiert nur im Schlaf, nicht im Wachzustand. Ein weiterer Beweis, warum Schlafen so wichtig ist. Das könnte auch erklären, warum Schlaflosigkeit so schwere Folgen auf den Geisteszustand hat.

Eine andere Untersuchung hat gezeigt, dass im Schlaf vor allem starke emotionale Eindrücke gespeichert werden. Studenten, denen man sehr emotionale Bilder zeigte, behielten diese plastischer im Gedächtnis, nachdem sie geschlafen hatten. Diejenigen, die nach dem Anschauen der Bilder lange wach blieben, vergaßen vieles davon wieder.

TIPP

Wenn Sie sich etwas merken wollen, schlafen Sie einfach drüber. Lieber weniger lernen, in der Nacht schlafen und das behalten als die Nacht durchlernen und dann alles wieder vergessen!

ZWEI MÖGLICHKEITEN, EINEN VERGESSENEN NAMEN WIEDERZUFINDEN

BEIM ERINNERN SPIELEN IM HIRN ZWEI UNTERSCHIEDLICHE GEDÄCHTNISFORMEN EINE ROLLE: UNSERE ERINNERUNGEN ENTSTEHEN ENTWEDER AUS EINEM GEFÜHL DER VERTRAUTHEIT ODER AUS DEM WIEDERERKENNEN VERGANGENER EREIGNISSE.

Wissenschaftler konnten nachweisen, dass beim Erinnern verschiedene Regionen im Gehirn mitwirken und verschiedene Gedächtnisformen eine Rolle spielen.

Wenn man einen Menschen trifft und versucht, sich an dessen Namen zu erinnern, gibt es zwei Möglichkeiten: Entweder man erinnert sich an den Namen, weil einem etwas in dem Gesicht vertraut vorkommt, z. B. der Bart von Herrn Meier. Oder man erinnert sich, weil bestimmte Verknüpfungen im Gehirn aktiviert werden, z. B. dass man Herrn Meier auf dem letzten Spaziergang im Park getroffen hat.

Ersteres bezeichnet man als **vertrautheitsbasiertes Wiedererkennen**. Dabei wird eine bestimmte Gedächtnisspur im Schläfenlappen erzeugt, welche die Verknüpfung mit dem Namen aktiviert.

Die zweite Gedächtnisart ist das sogenannte **rekollektionsbasierte Wiedererkennen**. Dieses ist aufwendiger, sie erfordert die Aktivierung und Verknüpfung verschiedener gespeicherter Ereignisse und findet in einer anderen Hirnregion statt.

Neuropsychologen der Universität des Saarlandes haben diese beiden Verfahren des Wiedererkennens anhand von Aufzeichnungen der Hirnströme bei Probanden untersucht. Es gibt also verschiedene Wege zum gleichen Ergebnis. Praktisch bedeutet das auch, dass wir einen Namen entweder „wiederfinden" können, indem wir nach Vertrautheitssignalen bei der Peson suchen oder nach Verknüpfungen, die mit dieser Person zu tun haben.

Gedächtnistrainings arbeiten mit diesen Methoden verschiedener Verknüpfungen: Beispielsweise kann man sich Namen einprägen, indem man bewusst Verknüpfungen zwischen einer Person, ihrem Namen und bestimmten Merkmalen in ihrem Gesicht erzeugt. Oder indem man sich eine bildhafte Geschichte zu der Person ausdenkt.

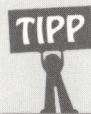

TIPP

Wenn Sie mal wieder jemanden treffen und sich nicht an dessen Namen erinnern können, fragen Sie die Person doch mal, wo Sie sich getroffen haben. Das setzt andere Erinnerungswege in Gang und könnte Ihnen schnell auf die Sprünge helfen.

LASSEN SIE ES
FLIESSEN
– BESSER LERNEN
IM FLOW

"FLOW" IST EIN BESTIMMTER ZUSTAND IM HIRN, IN DEM ALLES LEICHTER UND EINFACHER GEHT. JE ÖFTER MAN DIESEN ZUSTAND HERBEIFÜHREN KANN, DESTO BESSER.

Kennen Sie das auch? Manchmal sitzt man am Schreibtisch und grübelt und überlegt und kann sich einfach nicht konzentrieren. Das MUSS doch gehen! Tut es aber nicht. In anderen Momenten sitzt man vielleicht in einer Flughafenhalle oder Hotellobby und die Kreativität fließt nur so aus einem heraus. Wie kommt das?

Der ungarische Wissenschaftler Mihaly Csikszentmihalyi beschrieb bereits 1975 das Phänomen **Flow**.

Der englische Begriff Flow bedeutet „fließen" und kennzeichnet einen Zustand des völligen Aufgehens in einer Tätigkeit. Wer im Flow ist, kann sich optimal konzentrieren, ohne sich anzustrengen, kann körperliche und geistige Aufgaben bewältigen, ohne sich unter- oder überfordert zu fühlen. Auf der physiologischen Ebene kann man Flow als optimale Synchronisation zwischen Herzschlag, Atmung und Blutdruck bezeichnen.

Im Hirn zeigt sich der Flow-Zustand in dem Gleichgewicht zwischen dem limbischen System, das für die Emotionen zuständig ist, und dem Großhirn, das den Verstand beheimatet. Der Flow-Zustand kann mittlerweile anhand der Herzratenvariabilität gemessen werden. Wenn das Herz flexibel auf die Anforderungen reagiert, auch bei Stress nicht aus dem Takt gerät, dann besteht Flow.

Kann man den Flow-Zustand aktiv erzeugen und wenn ja wie? Suchen Sie sich Aufgaben, die Sie interessieren und Ihnen Spaß machen, und die richtige Umgebung dazu. Wichtig ist, dass Sie weder unterfordert noch überfordert sind. Der Flow liegt genau da, wo die Anforderungen mit Ihren Fähigkeiten zusammenkommen.

TIPP

Achten Sie darauf, sich sowohl körperlich als auch geistig möglichst häufig da aufzuhalten, wo die Anforderungen genau Ihren Fähigkeiten entsprechen und ein Flow-Zustand erzeugt wird. Sie kennen Ihre Fähigkeiten noch gar nicht alle? Dann wird es höchste Zeit, Neues auszuprobieren und sich neuen Anforderungen zu stellen.

KLEINE TIPPS UND TRICKS
FÜR MEHR BRAIN-POWER

DAS HIRN ZU TRAINIEREN IST NICHT AUFWENDIG, ES GEHT AUCH IM ALLTAG UND ZWISCHENDURCH!

X Wenn Sie einkaufen gehen, schreiben Sie sich eine Liste, doch lassen Sie sie in der Jackentasche. Versuchen Sie zuerst mal, ohne nachzuschauen an alles zu denken.

X Sie stehen im Supermarkt in einer Schlage vor der Kasse? Perfekt! Rechnen Sie doch schon mal Ihre Einkäufe im Kopf zusammen und schätzen Sie, wie viel Sie bezahlen werden.

X Spielen Sie regelmäßig Memory mit Ihren Kindern. Dieses Spiel trainiert besonders gut die grauen Zellen. Aber Achtung: Kinder sind darin einfach unschlagbar!

X Sie haben einen Gameboy, einen Nintendo DS oder ähnliche elektronische Spielgeräte? Besorgen Sie sich die passenden Gedächtnisspiele dazu und nutzen Sie Leerzeiten, beispielsweise die S-Bahn-Fahrt zur Arbeit.

✗ Wenn Sie jeden Tag den gleichen Weg zur Arbeit nehmen: Nutzen Sie die Zeit, um sich markante Punkte oder die Namen von Querstraßen zu merken und diese vorwärts und rückwärts aufzuzählen.

✗ Lösen Sie jeden Tag ein Sudoku-Rätsel und erhöhen Sie dabei den Schwierigkeitsgrad.

✗ Fördern Sie Ihre motorischen Fähigkeiten und üben Sie, gleichzeitig unterschiedliche Bewegungen mit dem rechten und dem linken Arm durchzuführen. Beispielsweise eine Hand zeichnet Kreise in die Luft, die andere Vierecke.

✗ Lernen Sie jonglieren.

✗ Schalten Sie ab und zu das Navigationssystem aus und fahren Sie nach Straßenkarte.

✗ Schreiben Sie jeden Tag ein paar Worte mit der Hand, mit der Sie es normalerweise nicht tun.

✗ Schreiben Sie überhaupt mal wieder mit der Hand!

MIT ALLEN SINNEN ERLEBEN – WAS WIR VON BLINDEN LERNEN KÖNNEN

BLINDE ODER SEHBEHINDERTE MENSCHEN NEHMEN DIE WELT ANDERS WAHR. VIELE ERKENNTNISSE AUS DER BLINDENFORSCHUNG KÖNNEN AUCH SEHENDE ZUM TRAINING IHRES GEHIRNS NUTZEN.

Haben Sie schon mal versucht, einen Gegenstand, den Sie vom Sehen her kennen, mit verbundenen Augen nur durch Fühlen zu ertasten? Beispielsweise ein Küchengerät. Wahrscheinlich wird Ihnen das schwerfallen. Probieren Sie es aus: Lassen Sie sich die Augen verbinden und von einem guten Freund mal verschiedene Gegenstände vorlegen. Ertasten und erraten Sie, was das ist. Viele Menschen haben auch Schwierigkeiten, Lebensmittel mit verbundenen Augen zu erkennen. Schmecken Sie den Unterschied zwischen einem Stück Karotte und einem Stück Kohlrabi, ohne vorher zu sehen, was Sie essen? Oder Birne und Pfirsich? Auch das lohnt sich mal auszuprobieren. Umgekehrt: Wenn ein Blinder durch eine Operation einen Teil seines Augenlichtes wiedererlangt und einen Hydranten sieht, kann er ihn nicht erkennen. Er muss ihn erst fühlen und dann das Gefühl mit dem Bild verknüpfen.

Das liegt daran, dass das Gehirn Sinneseindrücke in der Regel „zusammen" mit dem entsprechenden Sinn abspeichert. Das bedeutet, wenn Sie etwas sehen, wird nicht nur gemerkt, was Sie gesehen haben, sondern gleichzeitig der Kanal, über den Sie es wiedererkennen können. Die Verknüpfungen im Gehirn sind sehr effizient. Ein tolles Gehirntraining ist es, beim Merken und Erinnern mehrere Sinne einzubeziehen.

Also nicht nur lesen, sondern auch hören, fühlen, riechen, schmecken. Daher lernt man beispielsweise auch Sprachen sehr viel besser im entsprechenden Land, wo ständig verschiedene Sinne gefordert sind, als zu Hause vor einem Buch.

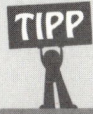

TIPP

Lernen Sie mit allen Sinnen: Sehen, Hören, Fühlen, Riechen, Schmecken. Schalten Sie ganz bewusst auch mal einen Sinn aus und kompensieren Sie mit den anderen. Auf diese Weise werden viele neue Verschaltungen im Hirn gebildet.

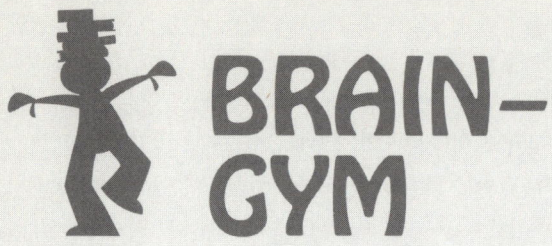

BRAIN-GYM

**GEHIRNGYMNASTISCHE ÜBUNGEN HELFEN DER DENKLEIS-
TUNG AUF DIE SPRÜNGE.**

Die Neurophysiologin und Pädagogin Dr. Carla Hannaford
fand heraus, dass Bewegung eine ganz wesentliche Rolle
beim Lernen spielt. Ohne Bewegung bleibt das Lernen un-
vollständig und uneffektiv.

Wir lernen, indem wir durch unseren Körper mit der Welt
interagieren. Wir nehmen sensorische Reize über unsere
fünf Sinne und über unseren sogenannten *Vestibularapparat* auf. Der Vestibularapparat ist ein System aus diversen, Lage und Beschaffung des Kopfes messenden
Elementen, und ist für die Koordination unserer Bewegungen und das Gleichgewicht zuständig. Durch ihn können wir uns aufrecht auf zwei Beinen bewegen und im
Raum orientieren.

Beim Lernen ist dieser Vestibularapparat immer beteiligt.
Alle Bewegungen, die wir bewusst oder unbewusst während des Lernens machen, beeinflussen den Lernprozess
nachhaltig und ermöglichen ihn erst.

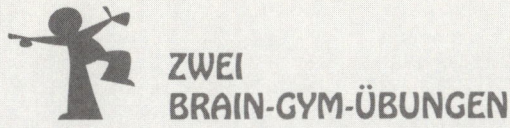

ZWEI
BRAIN-GYM-ÜBUNGEN

ÜBUNG ★ 1 DOUBLE-DOODLE (SIMULTANZEICHNEN)

Nehmen Sie sich ein großes Blatt Papier und in jede Hand einen Stift. Nun beginnen Sie mit beiden Händen gleichzeitig spiegelbildlich Figuren, Kringel und Kreise zu zeichnen. Am besten fangen Sie mit einfachen Formen an. Falls Ihnen diese Übung schwerfällt, können Sie beim Zeichnen laut „auf" oder „ab" sagen, um die gemeinsamen Handbewegungen zu koordinieren.

ÜBUNG ★ 2 KNIESI-NASLI-ÖHRLI

Sie kennen doch sicher noch Stan Laurel und Oliver Hardy von *Dick und Doof*? Die beiden Komiker haben einmal eine witzige Übung gemacht, die auch unter die Kategorie Brain-Gym fallen könnte:
Im Sitzen greifen Sie mit der rechten Hand an die Nase und mit der linken ans rechte Knie. Dann berühren Sie mit beiden Zeigefingern Ihre Ohrläppchen. Und dann mit der linken Hand an die Nase und mit der rechten Hand auf das linke Knie.
Macht unglaublich Spaß und sieht witzig aus. Das können Sie auch zu mehreren machen. Gewonnen hat, wer es am schnellsten kann.

JE FITTER, DESTO BESSER:

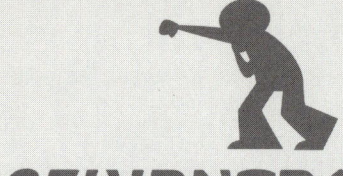

GEHIRNTRAINING
SCHALTET
SCHUTZGENE
EIN

GEHIRNZELLEN LEBEN LÄNGER, WENN DAS GEHIRN STÄNDIG GEFORDERT IST. DAS HABEN WISSENSCHAFTLER BEWIESEN.

Seit Jahren wird intensiv geforscht, wie man degenerativen Gehirnerkrankungen vorbeugen kann. Geistige Aktivität vom frühen Alter an spielt dabei immer wieder eine Rolle. Dass ein aktives Gehirn länger lebt, ist nachvollziehbar, und schon früher waren die Menschen am fittesten, die ihren Körper und ihren Geist gefordert haben. Warum das so ist, kann immer häufiger auch wissenschaftlich bewiesen werden.

Neurobiologen von der Universität Heidelberg haben jetzt festgestellt, dass bei regelmäßiger und intensiver Gehirnaktivität ein spezielles Genprogramm aktiviert wird, das die Hirnzellen schützt und lebensverlängernd wirkt. Bei geringer oder normaler Aktivität ist das wohl nicht notwendig. Wenn ein Mensch seine graue Masse durch Lernen, Erfahrungen, Aktivitäten und Nutzen des Gedächtnisses intensiv fordert, werden die Schutzgene angeschaltet.

Das Schutzgenprogramm wird im Zellkern aktiviert. Wenn eine Nervenzelle intensiv gefordert und damit häufig stimuliert wird, z. B. beim Lernen, strömt vermehrt Calcium in den Zellkern. Dieses schaltet das Genprogramm an, und die Zellen leben länger. Der neue Forschungszweig der Epigenetik hat bewiesen, dass Gene nicht unveränderliches Schicksal, sondern lebenslang veränderbar sind. Durch die Lebensweise eines Menschen entscheidet sich, ob bestimmte Gene an- oder ausgeschaltet sind. Ein gutes Beispiel für epigenetische Prozesse aus dem Tierreich sind Bienen. Alle Larven sind zunächst gleich, haben die gleiche genetische Ausstattung. Eine Larve bekommt eine andere Nahrung, Gelee Royal, und aus der wird dann eine Königin. Obwohl sie die gleichen Gene hat, entwickelt sich ihr Körper anders. Das ist Epigenetik.

TIPP

Wer rastet, der rostet – das gilt auch fürs Gehirn! Deswegen sollten Sie unbedingt daran denken, auch regelmäßig Ihr Gehirn zu trainieren.

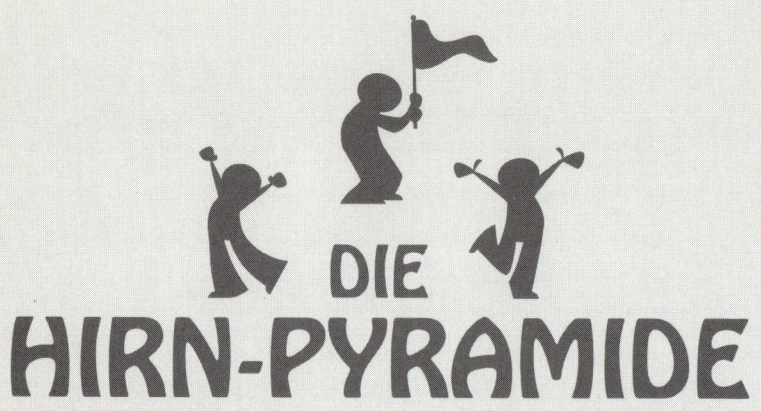

DIE HIRN-PYRAMIDE

MITTLERWEILE KENNT MAN DIE ERNÄHRUNGSPYRAMIDE UND AUCH DIE BEWEGUNGSPYRAMIDE. ABER WIE WÄRE ES MAL MIT EINER HIRN-PYRAMIDE?

So sieht die optimale Prävention für Ihren Kopf aus: von allem etwas und das im richtigen Verhältnis!
Die Basis der Pyramide bilden die Dinge, die Sie täglich für Ihren Kopf tun können, das ist die Basis für ein möglichst lang und optimal funktionsfähiges Gehirn.

DREI DINGE, DIE SIE TÄGLICH FÜR IHREN GEIST TUN SOLLTEN:

X Lesen
X Kreuzworträtsel & Co. lösen
X Kommunikation mit anderen Menschen

Dazu sollten Sie sich Hobbys suchen, die Ihre grauen Zellen fordern und denen Sie regelmäßig etwas Zeit widmen, wie beispielsweise ein neues Instrument oder eine neue Sprache lernen.

Darüber hinaus können Sie Ihrem Hirn ab und zu ein paar Schlemmereien gönnen, komplexe Aufgaben, wie z. B. ohne Navigationssystem fahren, die Bedienung eines neuen Computerprogramms lernen, ein Persönlichkeitsentwicklungsseminar besuchen, einen Monat in einem fremden Land verbringen und sich mit den Menschen dort auseinandersetzen.

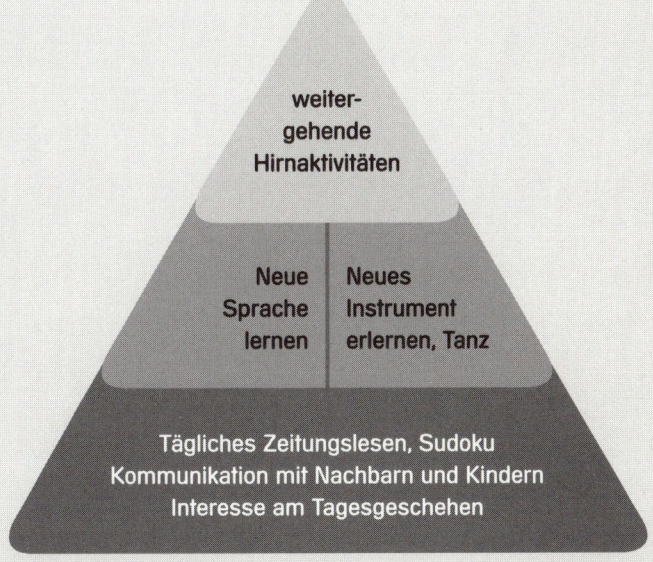

weiter-
gehende
Hirnaktivitäten

Neue
Sprache
lernen

Neues
Instrument
erlernen, Tanz

Tägliches Zeitungslesen, Sudoku
Kommunikation mit Nachbarn und Kindern
Interesse am Tagesgeschehen

DU BIST, WAS DU ISST
– DAS GILT AUCH FÜRS GEHIRN!

Lebensmittel beeinflussen die geistige und körperliche Leistungsfähigkeit. Sie wirken auf Stimmung, Schlaf, Nervosität und auf die allgemeine Aktivität.

Unser Gehirn reagiert sehr stark darauf, was wir essen und trinken. Und da es deutlich besser arbeitet, wenn es optimal versorgt wird, sollten Sie genauer hinsehen, was auf Ihrem Teller landet!

BRAINFOOD:
EIN LÖFFELCHEN FÜR MAMA, EINS FÜR PAPA
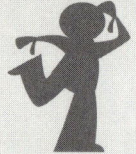
– UND EINS FÜRS GEHIRN!

VIELE VERSCHIEDENE LEBENSMITTEL UND DEREN INHALTS-STOFFE WERDEN ALS BRAINFOOD GEHANDELT. TATSACHE IST, DASS VOR ALLEM EINE LANGFRISTIG AUSGEWOGENE ER-NÄHRUNG MIT VIELEN NÄHRSTOFFEN FÜR EINE GUTE HIRN-FUNKTION SORGT. ZUSÄTZLICH GIBT ES EINIGE TURBODENK-STOFFE, MIT DENEN SIE IHRE HIRNLEISTUNG VERBESSERN KÖNNEN.

Schon lange wird nach dem ultimativen Lebensmittel zur Verbesserung der Gehirnleistung und zum Schutz vor de-generativen Erkrankungen des Gehirns gesucht. In Tier-versuchen haben schon verschiedene Substanzen eine präventive oder heilende Wirkung gezeigt. Allerdings er-nähren sich weder Tiere noch Menschen von Nährstoffen, sondern immer von Lebensmitteln. Und welcher Stoff im Lebensmittel nun dafür verantwortlich war, dass die Ratten eine Aufgabe schneller verstanden und ausgeführt haben, ist ungewiss. Klar ist auch: Die angeborene Intelligenz kann allein durchs Essen nicht verbessert werden. Interessant sind die Studienergebnisse aber dennoch. Den meisten Menschen ist nicht bewusst, dass alle Nährstoffe in unserer Nahrung einen direkten Einfluss auf die Gehirnzellen und damit auf die Gehirnfunktion haben. Mit Ihrer Ernährung können Sie so nicht nur kurzfristig Ihre Denkleistung, sondern langfristig auch den Hirnstoffwechsel verbessern – oder eben verschlechtern. Sogenanntes Brainfood enthält in der Regel wichtige Vorstufen von Stoffen, die die Funktionsfähigkeit der Zellwände beeinflussen oder Vorstufen von Botenstoffen der Nervenzellen sind.

ALS BRAINFOOD WERDEN UNTER ANDEREM FOLGENDE LEBENSMITTEL GEHANDELT:

Birnen, Brokkoli, Vollkorngetreide (Dinkel, Hafer), Nüsse, getrocknete Früchte, Fisch, Avocado, Knoblauch, Äpfel, Erdbeeren, Heidelbeeren, Brombeeren, Spinat, Sojaprodukte, Buttermilch, Kartoffeln, Eier, Leinsamenöl, Käse, Eiweiß aus Fisch, hellem Fleisch und Soja.

Welche Stoffe jetzt in den einzelnen Lebensmitteln Ihrem Denkapparat einen Anstoß geben können, wird auf den folgenden Seiten erklärt!

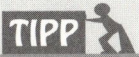

TIPP

Die Mischung machts! Essen Sie vor allem abwechslungsreich und frisch. Ihre angeborene Intelligenz werden Sie nicht steigern können, Ihre Leistungsfähigkeit schon!

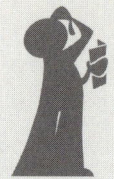

SCHON DIE ALTEN GRIECHEN WUSSTEN: MITTELMEERKÜCHE HILFT BEIM PHILOSOPHIEREN

SICH AN LECKEREM SATT ESSEN UND DABEI DEM GEHIRN AUF DIE SPRÜNGE HELFEN – WAS GIBT ES SCHÖNERES?

Viel Obst und Gemüse, Fisch, Olivenöl, wenig rotes Fleisch und dazu ein Glas Wein bilden die Eckdaten der Mittelmeerküche. Dass diese Art der Ernährung gesund ist, wissen wir schon lange und auch, dass sie einen positiven Effekt auf das Herz-Kreislauf-System hat und Übergewicht vorbeugt. Aber dass eine Ernährung nach den Kriterien der Mittelmeerküche auch gut für das Gehirn ist, ist neu!
Nun wurde bestätigt, dass eine mediterrane Ernährung das Alzheimerrisiko älterer Menschen reduziert. Wissenschaftler an der Columbia-Universität in New York haben

fast 2.000 Senioren mit einem Durchschnittsalter von etwa 76 Jahren untersucht und stellten fest, dass die Senioren, die sich an die Prinzipien der Mittelmeerküche hielten, ein deutlich geringeres Alzheimerrisiko hatten als andere. Der Anteil der mediterranen Ernährung an der gesamten Ernährungsweise der Senioren wurde nach einem Punktesystem auf einer Skala von 0 (wenig) bis 9 (hoch) für jeden Einzelnen eingeteilt. Dabei zeigte sich, dass mit jedem Extrapunkt auf der Liste die Gefahr, an Alzheimer zu erkranken, sank! Dieser Schutz bestand sogar, wenn die Senioren schon andere Risikofaktoren, wie z. B. Gefäßprobleme, hatten.

TIPP

LASSEN SIE SICH VON IHREM GRIECHENLAND-URLAUB INSPIRIEREN UND KOCHEN SIE ÖFTER NACH PHILOSOPHEN-ART:

✗ Mit frischem Fisch

✗ Mit fünf bis sechs Portionen Obst und Gemüse am Tag (die Griechen sind übrigens Europameister beim Gemüseessen!)

✗ Ab und zu mageres helles Fleisch

✗ Verwenden Sie bei der Zubereitung qualitativ hochwertiges kalt gepresstes Olivenöl.

✗ Ein Glas Rotwein zum Essen ist auch erlaubt!

VITAMIN B$_{12}$

– MINIMALE MENGEN FÜR MAXIMALE WIRKUNG

VITAMIN B$_{12}$ GEHÖRT ZU DEN WASSERLÖSLICHEN VITAMINEN UND WIRD VOM KÖRPER IN DER LEBER GESPEICHERT. GERADE BEI ÄLTEREN MENSCHEN IST DIE VERSORGUNG MIT VITAMIN B$_{12}$ OFT NICHT OPTIMAL, DA DIE AUFNAHME IM DARM NICHT MEHR RICHTIG FUNKTIONIERT.

Hinzu kommt, dass ältere Menschen häufig an nachlassendem Appetit leiden, ihnen Zähne fehlen oder mangelnde Möglichkeiten, an frische und gesunde Nahrung heranzukommen, beispielsweise in Altersheimen oder bei allein lebenden Senioren.

Obwohl Vitamin B$_{12}$ nur in geringsten Mengen für den Körper benötigt wird, sind diese Mengen aber doch entscheidend. Nicht zuletzt für die Gehirnfunktion! Verschiedene Studien haben gezeigt, dass die altersbedingte *Hirnatrophie* (= Abbau der Nervenzellen im Gehirn) durch Vitamin-

B$_{12}$-Mangel verstärkt wird und eine entsprechend gute Versorgung mit Vitamin B$_{12}$ dieser vorbeugt.

Dieses Vitamin spielt auch eine wichtige Rolle beim Abbau von *Homocystein*, einem giftigen Stoffwechselprodukt (siehe Seite 164), welches nicht nur das Gehirn, sondern auch die Gefäße und das Herz-Kreislauf-System schädigt.

REICHLICH VITAMIN B$_{12}$ ENTHALTEN VOR ALLEM FOLGENDE LEBENSMITTEL:

✕ Leber und Niere (von Kalb und Rind)	✕ Camembert
	✕ Eier
✕ Schalentiere	✕ Käse
✕ Hering	✕ Milch
✕ Miesmuscheln	✕ Quark
✕ Steak	✕ Kefir
✕ Forelle	✕ Bier

TIPP

Den Vitamin-B$_{12}$-Spiegel im Blut kann man messen lassen, fragen Sie dazu Ihren Arzt oder Apotheker. Indirekt kann Vitamin B$_{12}$ auch über den Homocystein-Spiegel bestimmt werden, den Sie sowieso gelegentlich checken lassen sollten.

KAFFEE- UND TEETRINKEN
SENKT DAS DEMENZRISIKO

DER GENUSS VON DREI BIS MAXIMAL FÜNF TASSEN KAFFEE PRO TAG SENKT DAS RISIKO, AN DEMENZ ODER ALZHEIMER ZU ERKRANKEN! UND ZWAR GANZ ERHEBLICH: UM SATTE 65 PROZENT!

Ihre Arbeitskollegen beschweren sich, dass Sie sich immer erst mal einen Kaffee holen, bevor Sie zum Arbeitsplatz schlendern und den Computer hochfahren? Haben Sie bloß kein schlechtes Gewissen, denn Sie machen alles richtig! In einer Langzeitstudie mit über 1.400 finnischen und schwedischen Teilnehmern konnte festgestellt werden, dass die Personen, die im mittleren Alter drei bis fünf Tassen Kaffee pro Tag tranken, ein um bis zu 65 Prozent niedrigeres Risiko haben, an Alzheimer zu erkranken, als die Teilnehmer, die weniger oder mehr als drei bis fünf Tassen Kaffee pro Tag tranken.

Aber auch Teetrinker können sich freuen! Hier ist die Forschung mit den genauen Wirkmechanismen auch weitergekommen: Britische Wissenschaftler entdeckten, dass grüner und schwarzer Tee die Aktivität von Enzymen hemmen, die mit der Entwicklung von Alzheimer in Verbindung gebracht werden. Eine weitere Untersuchung zeigte, dass der wichtigste Stoff im grünen Tee, das *Epigallocatechingallat*, die Entstehung der typischen Eiweißablagerungen von Chorea Huntington – eine Alzheimer-Variante – verringern kann.

Da weltweit viel Kaffee und Tee konsumiert wird, sind diese Ergebnisse für die Vorbeugung oder Verzögerung von Alzheimer und Demenz sicher bedeutsam! Übrigens gilt ein lange verbreitetes Ernährungsdogma nicht mehr: Dass man unbedingt zum Kaffee ein Glas Wasser trinken soll. Beobachten Sie sich selber: Müssen Sie nach dem Genuss von Kaffee häufig zur Toilette? Dann wirkt der schwarze Wachmacher bei Ihnen diuretisch und Sie sollten Wasser dazu trinken. Kaffee liefert ja auch Flüssigkeit, und wenn Sie diese nicht direkt wieder loswerden, brauchen Sie auch nicht zusätzlich Wasser trinken.

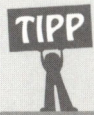

Genießen Sie Ihren Kaffee oder Tee mehrmals täglich. Optimal ist bei Tee nicht nur die schwarze, sondern auch die grüne Variante: Grüner Tee hat in den Studien übrigens besser abgeschnitten als schwarzer Tee!

SCHOKOLADE MACHT SCHLAU

DIE INHALTSSTOFFE VON SCHOKOLADE SIND GUT GEGEN DEMENZ? WIR SCHOKO-JUNKIES WUSSTEN DAS SCHON IMMER ...

Dass Schokolade glücklich macht, wissen wir ja schon lange. Neue Studien zeigen jetzt, dass sie auch schlau machen kann.

Allerdings ist unter Wissenschaftlern noch umstritten, welche Mengen es dafür braucht.

Im Kakao stecken nämlich u. a. sehr interessante Substanzen drin, und zwar *Flavonole*. Ein Professor an der Uni in Nottingham ließ seine Probanden flavonolreichen Kakao trinken und stellte fest, dass sich die Blutgefäße im Gehirn weiteten und die Blutversorgung bestimmter Areale im Hirn für einige Stunden verbessert wurde. Diese verbesserte Durchblutung könnte also in der Schlussfolgerung dem Gehirn helfen, bestimmte Aufgaben besser zu lösen und generell die Wachsamkeit zumindest für eine kurze

Zeit zu erhöhen. Dieses Ergebnis weckte auf der größten Wissenschaftlerkonferenz der USA schon die Hoffnung, dass dieser Inhaltsstoff im Kakao künftig für die Behandlung und Vorbeugung von Durchblutungsstörungen des Gehirns eingesetzt werden kann.

Allerdings zeigt sich die Wirkung der Flavonole nur bei sehr hohem Konsum, und diese neue Erkenntnis rechtfertigt nicht den hemmungslosen Genuss von Schokolade. Zumal sie ja nicht unerhebliche Mengen von Fett und Zucker, und damit massenhaft Kalorien, enthält. Außerdem gilt das nur für richtig dunkle Schokolade, ab einem Kakaoanteil von mindestens 70 Prozent.

Unser Tipp: Probieren Sie es einfach mal aus!

Für alle Genießer: Verstärken können Sie die positive Wirkung von dunkler Schokolade mit einem Gläschen Rotwein. Doch auch hier gilt es abzuwägen, ob Sie davon nicht wieder müde werden.

Wenn Sie Schokolade essen, bevorzugen Sie die dunklen Varianten mit hohem Kakaoanteil. Die gesundheitsfördernden Flavonole stecken übrigens nicht nur in Schokolade mit hohem Kakaoanteil, sondern auch reichlich in grünem Tee, Blaubeeren und Rotwein (siehe Mittelmeerküche!).

113

WENIGER ESSEN ERMÖGLICHT MEHR ZU DENKEN

SICH KALORIENMÄSSIG EIN WENIG ZURÜCKZUHALTEN, KANN AUF DAUER NICHT NUR DIE WAAGE ENTLASTEN, SONDERN AUCH DIE DENKLEISTUNG VERBESSERN. SIE WERDEN ALSO NICHT NUR ÄLTER, SONDERN KRIEGEN AUCH MEHR DAVON MIT.

Welchen Einfluss die Nahrung auf die Lebensspanne eines Menschen haben kann, zeigte die unter Glas abgeschottete Kunstwelt „Biosphere 2". Das Ökosystem konnte seine Bewohner zwar ernähren, aber nur mit knapp 1.800 Kilokalorien täglich. Als die Probanden nach zwei Jahren die Welt unter der Glocke verließen, waren sie sehr viel fitter als ihre Bekannten, die „normal" weitergelebt hatten. Ähnliche Diätversuche wurden schon an Mäusen, Affen und anderen Säugetieren mit Erfolg getestet.

Weitere Studien an Menschen mit energiereduzierter Kost zeigen, dass mit einer Reduktion der Nahrungskalorien um ein Drittel die Lernleistung um 20 Prozent verbessert wird. Das bedeutet ganz praktisch: **Wer weniger isst, denkt besser!** Dieser Effekt funktioniert aber nur langfristig. Und er wurde vor allem bei Menschen über 60 beobachtet.

Ein Grund, warum eine geringere Kalorienaufnahme die Gedächtnisleistung verbessern kann, ist, dass dann Zucker- und Cholesterinspiegel im Blut niedriger sind. Dadurch nimmt gleichzeitig die Insulinempfindlichkeit des Gehirns zu und, wie sich gezeigt hat, verbessern diese Bedingungen bestimmte Signalübertragungswege im Gehirn. Aber nicht nur Zucker- und Insulinspiegel sinken, sondern auch die Entzündungsaktivität fällt leicht ab, was ebenfalls einen positiven Effekt auf das Gehirn hat.

Und übrigens ist weniger zu essen nach wie vor die beste Anti-Aging-Methode. Die Frage, ob man sich ein Leben lang zügeln will, weil man dann länger lebt, muss sich allerdings jeder selber beantworten.

TIPP

Um den Kalorienspareffekt am besten nutzen zu können, sollten Sie auf Ihr Gewicht achten und abnehmen, wenn Sie übergewichtig sind. Wenn Sie weniger essen, fühlen Sie sich nicht nur leichter, sondern können Ihr Gehirn auch besser nutzen.

115

SCHNELLTRINKER: ALKOHOL GELANGT IN SECHS MINUTEN VOM GLAS INS HIRN

DASS ALKOHOL RASCH ZU KOPFE STEIGT, IST ALLSEITS BE-KANNT. WIE SCHNELL UND WARUM DAS EIGENTLICH SO IST, DAS ERFAHREN SIE JETZT HIER.

Bereits nach sechs Minuten ruft Alkohol Veränderungen im Gehirnstoffwechsel hervor, und zwar nicht nur die bekannten positiven. An der Universitätsklinik in Heidelberg tranken Versuchspersonen Alkohol, während sie im Kernspintomografen lagen, und ihre Gehirnfunktionen wurden beobachtet. Dabei handelte es sich um Mengen von etwa drei Gläsern Bier oder zwei Gläsern Wein. Dies entspricht einem Blutpromillegehalt von ungefähr 0,5 bis 0,6 Promille, was noch keinen schweren Rausch darstellt, aber die Verkehrstüchtigkeit bereits erheblich einschränkt.

Offenbar schaltet das Gehirn in diesem alkoholisierten Zustand bei der Energiegewinnung von Glucose auf Alkoholabbauprodukte um und muss gleichzeitig die giftigen Zwischensubstanzen loswerden. Denn da Alkohol im Körper nicht gespeichert werden kann (Gott sei Dank – stellen Sie sich mal vor, Sie hätten Alkoholspeicher, die erst Tage später aktiviert würden!), muss er zur Energiegewinnung verstoffwechselt werden. Alle anderen Verstoffwechslungswege – wie übrigens auch der Fettabbau – werden in dieser Zeit gestoppt.

Gleichzeitig konnten die Forscher eine Abnahme von zellschützenden Substanzen wie *Kreatin* und *Aspartat* beobachten, weiterhin eine Erniedrigung von Cholin, einem wichtigen Bestandteil der Zellwände. Hier wurde zum ersten Mal am Menschen gezeigt, wie der Alkohol tatsächlich auf die Gehirnzellen wirkt.

Und das Fazit: Alkohol macht also nicht nur high sondern auch dumm. Und das in kürzester Zeit.

TIPP

Übertreiben Sie es besser nicht mit dem Alkohol, denn jeder Rausch verändert Ihre Gehirnzellen.

ALKOHOL UND DEMENZ – GENIESSEN STATT GIESSEN!

ZU VIEL ALKOHOL IST SCHLECHT FÜR DIE GESUNDHEIT, DAS IST KLAR. DAUERHAFTER KONSUM MACHT DUMM – DOCH KLEINE MENGEN BEUGEN VOR!

Es soll ja wirklich Menschen geben, die der Meinung sind, dass Alkohol beim Denken hilft. (Okay, manches ist wirklich nur unter Alkoholeinfluss zu ertragen …) Doch leider ist auf Dauer das Gegenteil der Fall: Kontinuierlicher starker Alkoholkonsum kann schon bei einem 40-jährigen Symptome von Altersdemenz hervorrufen! Zudem ist starker Alkoholkonsum auch für Angststörungen und Depressionen verantwortlich, die ebenfalls zur Verminderung der geistigen Kapazitäten führen.

Jeder weiß, dass Alkohol nicht nur die Fahrtüchtigkeit einschränkt, sondern auch das Erinnerungsvermögen vermindert. Und sich unter Alkoholeinfluss vernünftig sprachlich auszudrücken und zu orientieren, klappt je nach Menge auch nicht mehr. Das alles sollten ausreichend alarmierende Anzeichen eines geistig-intellektuellen Bergab sein! Und dieser Abstieg ist bei Personen mit hohem Alkoholkonsum unabhängig vom Alter oder der Dauer des Konsums. Zudem zeigte sich, dass es offensichtlich Menschen gibt, die Alkohol schlechter vertragen, die also anfälliger für die hirnschädliche Wirkung sind.

Das bedeutet jetzt aber nicht, dass Sie auf alles verzichten müssen, im Gegenteil! Mäßiger Alkoholkonsum kann auch einer Demenz vorbeugen! Und wer hat das wohl herausgefunden? Richtig! Die Italiener! Ergebnisse dieser Studie zeigten, dass der tägliche Konsum eines alkoholischen Getränks, insbesondere Rotwein, die Entwicklung von Demenz um 85 Prozent verlangsamen kann!

Die Quintessenz ist dann mal wieder: Alles in Maßen, womit jetzt nicht die Maß Bier gemeint ist! Allein die Dosis entscheidet, ob etwas „Gift" ist.

KAUGUMMI  KAUEN
HILFT IHREM GEDÄCHTNIS AUF DIE SPRÜNGE

MANCHE NERVT ES, ANDEREN HILFT ES: KAUGUMMI KAUEN MACHT SCHLAU!

Stellen Sie sich folgende Situation vor: Sie müssen unbedingt noch einen Bericht über das letzte Meeting verfassen, können sich aber partout nicht konzentrieren, weil in Ihrem Kopf tausend Gedanken kreisen.

Je stärker Sie versuchen, sich auf diese Aktivität zu fokussieren, umso mehr driften Sie ab.

Forscher haben in einer Studie herausgefunden, dass Kaugummikauen die Hirnaktiviät stimuliert und damit die Konzentration des Menschen fördert. Vor einem 25-minütigen Gedächtnis- und Konzentrationstest musste ein Teil der Studienteilnehmer drei Minuten lang Kaugummi kauen, eine zweite Gruppe machte Kaubewegungen ohne Kaugummi, und die dritte Gruppe tat nichts von beidem. Für den Test mussten die Probanden sich an Wörter und Bilder erinnern oder sich Telefonnummern merken. Das Erinnerungsvermögen der Kaugummikauer-Gruppe war um bis zu 35 Prozent besser.

Es wird vermutet, dass die positive Wirkung des Kauens mit einer Erhöhung der Blutzufuhr im Gehirn zu erklären ist. Durch die bessere Durchblutung speziell des Stirnlappens können die Konzentrationsfähigkeit und damit auch Lernprozesse positiv beeinflusst werden, erklärt Hirnforscher Martin Korte von der TU Braunschweig.

Es gibt aber auch die Theorie, dass das durch Kauen ausgeschüttete Insulin den Hippocampus, die wichtigste Gedächtnisregion im Gehirn, anregt.

Lernen und konzentrieren kann also durch Kaugummikauen gefördert werden. Probieren Sie es doch einfach aus!

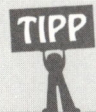

TIPP

Wenn's mal wieder stressig ist oder Sie geistig wichtige Arbeit zu erledigen haben, kauen Sie sich schlau! Greifen Sie am besten zu zuckerfreien Kaugummis oder gleich zu zahnpflegenden Varianten, Ihre Zähne werden sich auch darüber freuen.

DIE WEISHEIT MIT DEM LÖFFEL ESSEN

LECITHIN IST GUT FÜR DAS KURZZEITGEDÄCHTNIS. ES IST IN VIELEN LEBENSMITTELN ENTHALTEN UND KANN AUCH SUPPLEMENTIERT WERDEN.

Lecithin ist eine weitere Substanz, die für die Funktion des Gehirns wichtig ist. Es ist ein wichtiger Bestandteil von Nerven- und Gehirnzellen und zuständig für den Ionentransport durch die Zellmembranen. Lecithin sorgt für eine reibungslose Weitergabe des Nervenimpulses und wird außerdem in Gehirn- und Nervenzellen zu einem Neurotransmitter umgebaut. Bei den vielen positiven Eigenschaften ist es kein Wunder, dass die Werbung seit Langem Lecithin als Gehirn-Kicker schlechthin vermarktet. Lecithin fördert die Gedächtnisleistungsfähigkeit und erhöht die Konzentrationsfähigkeit, so steht es geschrieben. Und in der Tat ist da etwas dran. Denn wer viel mit dem Kopf arbeitet, verbraucht viel Lecithin, und wer einen Mangel an Lecithin hat, ist unkonzentriert, müde, nervös und hat einen allgemeinen Leistungsabfall. Studien haben ergeben, dass bei regelmäßiger Einnahme von Lecithin die Konzentrationsfähigkeit deutlich verbessert werden kann und die Leistung des Kurzzeitgedächtnisses sogar um bis zu 20 Prozent steigt! Weitere Studien an einem deutschen Sportinstitut belegen, dass durch die regelmäßige Einnahme von Lecithin Müdigkeit und Nervosität innerhalb weniger Wochen behoben werden können. Aber das ist noch nicht alles: Ein Bestandteil von Lecithin, das Cholin, fördert die Entwicklung des Gehirns beim Ungeborenen und wird daher in der Schwangerschaft besonders empfohlen. Cholin hat noch eine weitere gute Eigenschaft: Es baut Homocystein ab, das zu einer Schädigung der Blutgefäße führt und daher in Verdacht steht, an der Entstehung von Alzheimer beteiligt zu sein. Die empfohlene Tagesdosis Lecithin liegt bei 5 Gramm und wird normalerweise über die körpereigene Produktion und die Nahrungsaufnahme sichergestellt.

Wer seinem Gehirn noch etwas auf die Sprünge helfen möchte, findet die besten Lecithin-Quellen in: Eiern, Walnüssen, Mais, Sonnenblumenkernen, Erbsen, Buttermilch und vor allem Sojabohnen. Da in der Sojabohne das Lecithin mit der höchsten Qualität vorkommt, wird sie auch die „Königin des Lecithins" genannt.

TIPP

Essen Sie regelmäßig lecithinreiche Lebensmittel. Und um Ihrem Gehirn mal so richtig auf die Sprünge zu helfen, nehmen Sie kurmäßig Lecithin oder seinen Bestandteil Cholin über mehrere Wochen hoch dosiert ein.

OMEGA-3-FETTSÄUREN
MACHEN DAS HIRN GESCHMEIDIG

FÜR ALLE LEBENSLAGEN UND VOR ALLEM FÜR DIE NERVEN- UND GEHIRNZELLEN WICHTIG: DIE ÖLE AUS FISCHEN DER KALTEN MEERE.

Unser Gehirn besteht zu über 50 Prozent aus Fett, 20 Prozent davon macht die sogenannte *Docosahexaensäure* (kurz: DHA) aus, die zu den Omega-3-Fettsäuren zählt. Omega-3-Fettsäuren sind ungesättigte Fettsäuren, die vom menschlichen Körper nicht selbst hergestellt werden können und daher essenziell sind. DHA ist Bestandteil der Nervenzellmembran und sorgt so indirekt für die Übertragung des elektrischen Impulses. Zudem hemmt DHA Entzündungsprozesse und schützt vor altersbedingten Schädigungen am Gehirn, die meist mit einer Entzündung einhergehen.
Heute weiß man, dass man bereits in der Schwangerschaft durch eine ausreichende Versorgung mit Omega-3-Fett-

säuren nicht nur die Abwehrkräfte, sondern auch die Intelligenz des Kindes positiv beeinflussen kann. Aber auch als Erwachsener sollte man auf eine gute Versorgung achten. So sind Depressionen und Alzheimer in Ländern, in denen sehr viel Fisch gegessen wird (z. B. Japan), viel seltener. Bei Alzheimerpatienten wurde ein signifikanter Mangel an Omega-3-Fettsäuren festgestellt. Bereits 10 Gramm Fisch am Tag können die Gedächtnisleistung älterer Menschen nachweislich verbessern. Aktuelle Forschungen zeigen den Nutzen der essenziellen Fettsäuren bei psychischen und neurologischen Störungen auf. So zeigte eine englische Studie, dass Kinder, die viel Omega-3-Fettsäuren zu sich nahmen, seltener Verhaltensstörungen zeigten und sich besser konzentrieren konnten im Vergleich zu Kindern, die weniger Omega-3 zu sich nahmen. In einer Studie wurden Kindern mit *ADHS* (Aufmerksamkeits-Defizit-Hyperaktivitäts-Störung) hohe Dosen an Omega-3-Fettsäuren verabreicht, und siehe da, die Kinder zeigten nach einiger Zeit deutliche Verbesserungen der Konzentrationsfähigkeit, der Aufmerksamkeitsspanne und des Sozialverhaltens.

TIPP

Fetter Fisch wie Makrele, Thunfisch und Lachs sind die besten Lieferanten der gesunden Fettsäuren. Da Fisch nicht jedermanns Leibgericht ist, können Sie als Alternative Lein-, Hanf-, Walnuss-, Rapsöl oder Fischölkapseln verwenden.

SCHARF MACHT GLÜCKLICH

ES GIBT VIELE NAHRUNGSMITTEL, DIE UNS GLÜCKLICH MA-
CHEN – ZUM BEISPIEL CHILISCHOTEN. DER GLÜCKSEFFEKT
ENTSTEHT DURCH EINEN TRICK. DURCH DIE BRENNENDE
SCHÄRFE LÖST DER SCHARFMACHER CAPSAICIN EINE AUS-
SCHÜTTUNG VON KÖRPEREIGENEN GLÜCKSHORMONEN AUS,
UM DEN SCHMERZ ZU MILDERN.

Wir Menschen sind ja von Natur aus ein wenig masochis-
tisch. Anders kann man es sonst nicht erklären, dass Menschen an einem Chilischoten-Wettessen teilnehmen! Das
tut schon beim Zusehen weh im Mund! Warum isst jemand
freiwillig höllenscharfe Chilis pur, und das in großen Mengen? Das Gehirn schüttet bei einem Schmerzreiz *Endor-
phine* aus, die wie Morphium den Schmerz hemmen und
das Wohlbefinden verbessern. Der Schmerz lässt nach
einiger Zeit nach, der Körper hat keine Verwundung von
der Chilischote davongetragen und der Mensch empfindet durch den Überschuss an Glückshormonen ein richtig
gutes Gefühl.

Die Chili-Schärfe stammt vom *Capsaicin*. Das ist ein aus Pflanzen der Gattung Capsicum (Paprika, aus der Familie der Nachtschattengewächse) gewonnenes *Alkaloid*, das nur bei Säugetieren durch Wirkung auf spezifische Rezeptoren einen Hitze- oder Schärfereiz (etwa beim Verzehr von Paprika- oder Chilischoten) hervorruft. Scharfe Gewürze regen zudem noch den Stoffwechsel an und stärken dadurch das Immunsystem. Beim Essen kann man diesen Effekt spüren, es ist die wohlige innere Wärme, die sich nach scharfen Gerichten im Bauch ausbreitet. Ein weiterer positiver Effekt besteht darin, dass die Gewürze die Nährstoffaufnahme der Vitamine und Mineralstoffe im Darm verstärken. Die in den Gewürzen enthaltenen sekundären Pflanzenstoffe schützen zudem den Körper vor schädlichen äußeren Einflüssen. Auch Ingwer wirkt belebend fürs Gehirn, macht den Kopf klar und bläst die Nebenhöhlen durch. Außerdem enthalten die Wurzeln auch Vitamin C, Magnesium, Eisen, Calcium, Kalium, Natrium und Phosphor, sind also ein echter Vitalstoff-Allrounder.

TIPP

Mit Chili, Pfeffer & Co. wird der Stoffwechsel angeregt und das Gehirn dadurch besser mit Nährstoffen versorgt. Scharf essen ist also ein Beitrag zu geistiger Fitness! Für Genießer gilt: Essen Sie in wohldosierten Mengen Bitterschokolade mit Chilistückchen, so haben Sie die mehrfachen Vorteile von Capsaicin, Koffein, *Theobromin*, *Tyramin* und *Phenylethylamin*. Mit Ingwer können Sie viele Mahlzeiten aufpeppen. Frisch geschnittener Ingwer als Tee ist das perfekte Glücksgetränk!

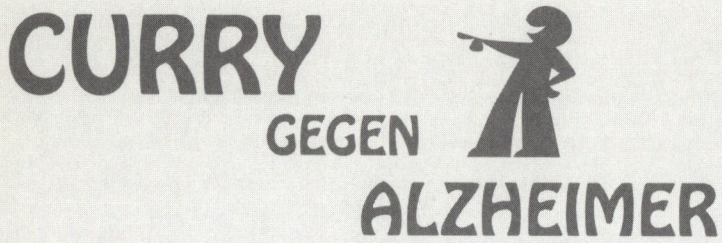

CURRY GEGEN ALZHEIMER

CURCUMIN STEIGERT DIE PRODUKTION KÖRPEREIGENER ANTIOXIDANTIEN UND KANN SOMIT AUCH DEGENERATIVEN ERKRANKUNGEN DES GEHIRNS VORBEUGEN.

Der menschliche Körper hat viele Mechanismen entwickelt, um sich vor schädlichen äußeren Einflüssen zu schützen. Im Idealfall sind diese Schutzmechanismen stark genug, um Krankheiten abzuwehren. Viele dieser Schutzmechanismen, unter anderem körpereigene Antioxidantien, können wir durch eine gesunde Lebensweise unterstützen. Die Forschung enthüllt fast täglich neue Erkenntnisse, wie wir länger und gesünder leben können. Forscher haben einen Stoff entdeckt – HO-1 –, der beim Schutz von Nervenzellen eine entscheidende Rolle spielt und dadurch neurodegenerativen Krankheiten vorbeugen kann. In ihren Laborversuchen wurden verschiedene Hirnzellen von Ratten *Curcumin* ausgesetzt. Das in Gelbwurz (Kurkuma) enthaltene Curcumin ist das wichtigste Wirkprinzip von Curry. Das Ergebnis war, dass die Hirnzellen mit Curcumin viel mehr von diesem körpereigenen Schutzstoff produzierten als die Hirnzellen ohne Curcumin. Aber das ist noch nicht alles! Ein amerikanisches Forscherteam hat festgestellt, dass Curcumin bei Mäusen die Bildung von Ablagerungen in der Hirnrinde verhindert und den Abbau bereits bestehender Ablagerungen anregt. Eine klinische Studie an Menschen ist bereits geplant!

Curcumin wird in der traditionellen indischen Medizin bereits seit vielen Tausend Jahren gegen viele Erkrankungen eingesetzt, und das Interesse westlicher Mediziner wächst. Möglicherweise ist das scharfe Essen auch eine Erklärung dafür, dass in Indien viel weniger Menschen an Alzheimer, Herz-Kreislauf-Erkrankungen oder Krebs erkranken, obwohl der Lebensstandard, die Essensversorgung und die hygienischen Verhältnisse bedeutend schlechter sind als in den westlichen Industriestaaten.

Wann waren Sie zuletzt indisch essen? Laden Sie doch gleich ein paar Freunde ein und machen sich einen gemütlichen Abend beim Inder um die Ecke. Natürlich rein aus medizinischen Gründen.

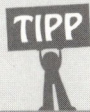

TIPP

Essen Sie einmal die Woche ein Currygericht, am besten indisch und schön scharf. Currywurst mit Pommes darfs auch mal sein, aber bitte nicht zu oft. Der hohe Fettgehalt führt dann nämlich wieder zur gegenteiligen Wirkung!

ESSEN SIE
GLÜCK,
SCHLAF
UND GUTE NERVEN

SEROTONIN IST DER WICHTIGSTE GLÜCKSBOTENSTOFF IN IHREN NERVEN UND IHREM GEHIRN. DIE AMINOSÄURE TRYPTOPHAN KANN DIE PRODUKTION VON GLÜCKSBOTENSTOFFEN WIE SEROTONIN STEIGERN.

Aminosäuren aus der Nahrung beeinflussen unsere Psyche. Manche machen wach und fit, andere machen entspannt und glücklich. Als wichtigstes Glückshormon wird seit einigen Jahren *Serotonin* gehandelt. Je mehr Serotonin in Ihrem Gehirn ausgeschüttet wird, desto glücklicher, zufriedener und entspannter fühlen Sie sich. Serotonin wird im Gehirn aus der Aminosäure Tryptophan gebildet. Ein Erwachsener benötigt nur 2 bis 3 Gramm Tryptophan täglich, um genügend Serotonin produzieren zu können. Die Versorgung ist allerdings schwierig, da Tryptophan eine seltene Aminosäure ist und sie noch dazu nur unter bestimmten Bedingungen ins Gehirn gelangt: In Kombination mit Kohlenhydraten (Stärke oder Zucker) und der begleitenden Insulinausschüttung funktioniert die Tryptophanaufnahme am besten.

Das bedeutet aber auch: Schon kleine Mengen tryptophanreicher Lebensmittel in Kombination mit Kohlenhydraten haben einen positiven Einfluss auf unsere Psyche. Daher sagt man auch, dass Nudeln, Bananen und Schokolade glücklich machen – denn hier ist gleich beides drin!

Übrigens hängt auch Ihr gesunder und entspannter Schlaf eng damit zusammen, wie viel Serotonin in Ihrem Gehirn zur Verfügung steht. Daher hat man schon früher zum Einschlafen heiße Milch mit Honig empfohlen – die beste Kombination aus Eiweiß und Zucker.

Auch für die Gedächtnisfunktion spielt Serotonin eine Rolle. Davon kann man also gar nicht genug kriegen.

TIPP

Bereiten Sie sich ein Power-Müsli mit Cashewkernen, Haselnüssen, Haferflocken, Mandeln, Bananen und Milch zu. Dies sind allesamt Lebensmittel, welche einen hohen Tryptophananteil besitzen. Ab und zu Schokolade, Kakao oder heiße Milch mit Honig vor dem Schlafengehen haben den gleichen Effekt. Wenn das nicht reicht, kann man Tryptophan auch vorübergehend als Präparat einnehmen.

MOOD-FOOD
– DU FÜHLST, WIE DU ISST

KOHLENHYDRATREICHE LEBENSMITTEL HELFEN BEI DER SEROTONIN-PRODUKTION IM GEHIRN, UND DAS HAT EINEN POSITIVEN EINFLUSS AUF DIE STIMMUNG. MAN SOLLTE ES ABER BEI KLEINEN MENGEN BELASSEN, DENN ALLZU VIELE KALORIEN MACHEN DANN EHER WIEDER UNGLÜCKLICH.

„Essen macht glücklich" – das weiß jeder, der schon mal aus lauter Stress eine Pralinenschachtel vernichtet und sich danach definitiv besser gefühlt hat. „Schokolade, Bananen und Nudeln machen glücklich" ist eine weitverbreitete Volkswahrheit. Doch nicht nur Kohlenhydrate sorgen für gute Stimmung, auch das Kauen an sich beruhigt.

Das wichtigste Gute-Laune-Hormon ist das Serotonin, ein Botenstoff, der im Gehirn gebildet wird und für angenehme Gefühle und Entspannung sorgt. Es wird vor allem dann im Hirn gebildet, wenn man kohlenhydratreiche Lebensmittel isst. Besonders Süßes! Das Essen von Schokolade und Gummibärchen beruhigt, doch es gibt noch weitere Möglichkeiten, sich durch Essen zu guter Stimmung zu verhelfen.

Erwähnenswert ist hier beispielsweise der Alkohol, wobei dessen positive Effekt wirklich nur mit geringen Mengen erzielt wird und auch erzielt werden sollte! Höherer Alkoholkonsum führt leicht zum „Kippen" der positiven Stimmung. Und es sind nicht nur bestimmte Nahrungsinhaltstoffe, sondern auch das Essen an sich, das sich positiv auf die Stimmung auswirkt. Einer der ersten Erfahrungen im Leben eines Menschen ist es, dass es beruhigt, gefüttert zu werden. Wenn ein neugeborenes Baby schreit, bekommt es die Mutterbrust oder ein Fläschchen und beruhigt sich, wobei es lernt, dass Essen gut ist. Kleine Kinder, die sich wehgetan haben, bekommen als Trost ein Eis oder einen Schokoriegel. Wir sind alle seit frühester Zeit darauf programmiert, dass Essen entspannt und die Stimmung hebt. Kein Wunder, es garantiert ja das Überleben unserer Art. Da alleine die Kaubewegung schon beruhigend wirkt, reicht es schon aus, wenn man bei Stress Karotten oder Kohlrabi knabbert. Es müssen nicht Chips oder Kekse sein (die ja so ein tolles beruhigendes Mundknackgefühl haben).

Denken Sie dran: Essen ist nicht die einzige Möglichkeit, um die Stimmung zu verbessern. Gerade bei hohem Adrenalinspiegel ist Bewegung die weitaus bessere Wahl.

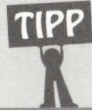

TIPP

Genießen Sie Mood Food, aber finden Sie auch andere, kalorienarme Möglichkeiten zur Entspannung.

TRINK DICH SCHLAU

MEHR ALS 650 MILLIONEN JAHRE BRAUCHTE DIE EVOLUTION, UM DAS MENSCHLICHE GEHIRN ZU SEINER HEUTIGEN FORM WEITERZUENTWICKELN. UND TROTZDEM, WENN ES UM UNSEREN GRIPS GEHT, WIRD AUCH MIT WASSER GEKOCHT!

Das Gehirn besteht zu über 80 Prozent aus Wasser. Da ist es einleuchtend, dass Wasser für das Gedächtnis ein wichtiger Stoff ist.

Die Regel Nummer eins beim Ernähren des Gehirns lautet: genug Wasser liefern. Ein Mangel an Wasser verursacht neben Müdigkeit und Konzentrationsstörungen auch die Ausschüttung von Stresshormonen, die langfristig das Gehirn beschädigen können. Schon 2 Prozent Flüssigkeitsmangel wirken sich im Gehirn negativ aus, ergab eine Studie an Studenten, die Konzentrations- und Denkaufgaben lösen sollten. Vor allem wenn Sie vormittags oft müde sind, könnte das mit einem Flüssigkeitsmangel zusammenhängen. Nachts trinkt man in der Regel nicht und morgens eine Tasse Kaffee reicht zum Ausgleich nicht aus. Das Wasser, besser ohne Kohlensäure und je nach Qualität direkt aus der Leitung, sollte nicht mit Zucker, Süßstoffen, Koffein oder Alkohol angereichert, sondern einfach pur getrunken werden. Fruchtsäfte, Limonaden & Co. sind ab und zu okay, können aber Übergewicht fördern und führen aufgrund des hohen Kohlenhydratgehaltes meistens eher zu mehr Durst. Der Körper eines Erwachsenen verliert im Laufe eines Tages bis zu zwei Liter an Flüssigkeit. Diese sollten Sie wieder auffüllen. Besonders im Sommer und bei sportlichen Aktivitäten kann der Wasserverlust und damit die notwendige Wasserzufuhr auch einmal mehr als zwei Liter pro Tag ausmachen. Speziell wenn Sie stark schwitzen, sollten Sie auch Mineralsalze ersetzen, die Ihrem Körper dadurch verloren gehen. Kaffee & Co. können Sie zusätzlich genießen, wenn Sie einen extra Koffeinschub brauchen.

Probieren Sie es aus: Ein halber Liter Wasser macht mindestens genauso frisch und wach wie ein koffeinhaltiges Getränk. Wunderbar eignet sich auch Tee in allen Varianten, um die empfohlene Flüssigkeitszufuhr zu erfüllen.

TIPP

Kochen Sie sich morgens eine Kanne Ihres Lieblingstees und nehmen Sie diesen mit ins Büro. Ebenso sollte eine Flasche stilles Wasser zu Ihrem ständigen Begleiter werden. Trainieren Sie Ihr Trinkverhalten. Wenn Sie Durst verspüren, ist es bereits zu spät. Trinken Sie, bevor Sie durstig sind!

SCHLAU-FUTTERN

DURCH NÜSSE

DURCH IHREN HOHEN BESTANDTEIL AN WERTVOLLEN EIWEISSEN UND B-VITAMINEN SIND NÜSSE NICHT NUR GESUND – NEIN, SIE FÖRDERN AUCH NACHWEISLICH DIE KONZENTRATIONS- UND DENKFÄHIGKEIT!

Wir kennen es alle: das Studentenfutter. Aber warum heißt es so? Vorweg ist zu sagen, dass diese leckere Knabberei nicht nur für wissenshungrige Studenten geeignet ist. Dennoch ist die Beziehung zwischen Studenten und Studentenfutter nicht ganz abwegig. Der Inhalt dieser Mischung verspricht nämlich geballte Power fürs Köpfchen. Zum einen liefern die dort enthaltenen Rosinen mit dem Traubenzucker schnelle Energie, die über das Blut in das Gehirn gelangt. Weitaus bedeutender sind aber die Nüsse. Aufgrund ihres hohen Anteils an Eiweißen und B-Vitaminen fördern sie die Bildung von Botenstoffen im Gehirn. Diese sind bekanntermaßen für die Kommunikation zwischen den Nervenzellen wichtig. Es ist bewiesen, dass Nüsse bei regelmäßigem Verzehr die Konzentrations- und Denkfähigkeit steigern und (schwache) Nerven stärker machen. Kein Wunder also, dass Studenten so gerne darauf zurückgreifen!

Betrachtet man diese kleinen Powerpakete von der kalorischen Seite, so wirkt das Ganze etwas abschreckend. Zugegeben, Nüsse sind mit ihren 600 bis 700 Kilokalorien pro 100 Gramm und einem Fettgehalt von 50 bis 65 Prozent nicht unbedingt die „leichteste" Kost. Aber Sie sollten sich hier vom ersten Blick nicht täuschen lassen. Wissenschaftliche Studien belegen, dass Menschen, die täglich eine Portion Nüsse essen, keine negativen Gewichtsveränderungen aufwiesen. Hingegen hat der hohe Fettanteil den Vorteil, dass beim Verzehr ein Teil der Energie verzögert aufgenommen wird und daraus auch ein länger anhaltendes Sättigungsgefühl resultiert. Also, nur keine falsche Scheu, greifen Sie zu!

Und nebenbei gesagt tun Sie dabei nicht nur etwas für Ihren Kopf. Studien zufolge senken Nüsse auch das Risiko für Herz-Kreislauf-Erkrankungen.

TIPP

Walnüsse, Paranüsse, Chashewkerne, Haselnüsse, Mandeln ... Die Auswahl ist groß! Essen Sie jeden Tag eine Portion Nüsse, ob nun in Salat und Müsli oder als purer Snack zwischendurch. Versuchen Sie aber, auf geröstete und gesalzene oder mit Honig versehene Nussvariationen zu verzichten.

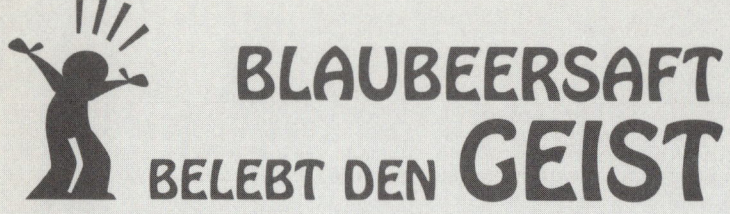

BLAUBEERSAFT
BELEBT DEN GEIST

BLAUBEEREN SIND NICHT NUR LECKER UND MACHEN DIE ZUNGE BLAU. DANK IHRER ZAHLREICHEN POSITIVEN IN-HALTSSTOFFE, WIE DEN ANTIOXIDANTIEN UND ANTIENT-ZÜNDLICHEN POLYPHENOLEN, REDUZIEREN SIE DAS RISIKO, AN DEMENZ ZU ERKRANKEN.

Klein, aber oho. Das ist für diese kleinen Powerfrüchte wohl mehr als zutreffend. Ihre Farbe verdanken die Blaubeeren den *Anthocyanen*. Das sind sekundäre Pflanzenstoffe, die zur Gruppe der *Flavonoide* zählen. Je konzentrierter der An-thocyangehalt, desto dunkler ist die Beere. Anthocyane sind wahre Helden im Kampf gegen freie Radikale. Sie sind in ihrer Wirkung um einiges stärker als Vitamin C und sind äußerst förderlich für eine gute Immunabwehr. Das ist aber nicht das Einzige, was die kleinen Beeren zu bieten haben. Wissenschaftliche Untersuchungen belegen, dass Blau-beeren das Risiko für altersbedingte neurodegenerative Erkrankungen, wie Alzheimer und Parkinson, senken kön-nen. In einer Studie mit Ratten konnte zudem gezeigt wer-den, dass eine Supplementation von Blaubeeren die Neurogenese, also die Bildung neuer Nervenzellen im Gehirn, fördert. Darüber hinaus wurde nach der Blaubeerzugabe eine höhere Konzentration an Anthocyanen in bestimmten Gehirnarealen, wie dem Hippocampus und dem *Neocortex*, gemessen. Diese Bereiche sind vor allem für kognitive Funktionen zuständig. Die Anthocyane fördern die neuronale Informationsweiterleitung und stärken auch noch die Konzentration.

Eine US-amerikanische Studie konnte bestätigen, dass Blaubeeren einen positiven Effekt auf das Erinnerungsvermögen haben. In einem zeitlichen Rahmen von zwölf Wochen erhielten ältere Menschen, die an leichten Gedächtnisstörungen litten, zwischen 444 und 621 Milliliter Blaubeersaft pro Tag. Bei anschließenden Tests konnte eine signifikante Verbesserung des kognitiven Lernens und des Erinnerungsvermögens festgestellt werden.

TIPP

Blaubeeren sind vielseitig einsetzbar. Versuchen Sie doch einfach mal, Ihr morgendliches Müsli damit aufzufrischen. Im Winter tun es auch tiefgefrorene Beeren. Als Alternative können Sie natürlich auch zu Heidelbeersaft oder Supplementen aus der Apotheke und dem Reformhaus greifen. Aber Achtung: Mit der Zeit verliert der Saft an wertvollen Anthocyanen. Hier gilt des Motto: Je frischer, desto besser. Oder zumindest im Dunkeln und kühl aufbewahren.

JEDE MENGE GESUNDHEITS-TIPPS:
WAS SIE SONST NOCH FÜR IHR HIRN TUN KÖNNEN

Eines haben wir Menschen alle gemeinsam: Wir werden älter und altern, körperlich wie geistig. Daran können wir nichts ändern.

Was wir aber beeinflussen können, ist, wie lange wir physisch und mental fit bleiben. Und zwar durch Ernährung, Bewegung und unseren Lebensstil.

Also denken Sie doch auch einmal an eine Trainingseinheit für das eigene Gehirn, wenn Sie das nächste Mal in die Laufschuhe steigen! Wir zeigen Ihnen, was Sie da tun können ...

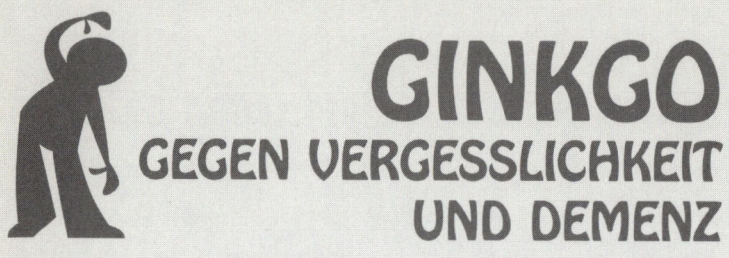

GINKGO
GEGEN VERGESSLICHKEIT UND DEMENZ

GINKGO-PRÄPARATE GEHÖREN ZU DEN MEISTVERKAUFTEN PFLANZLICHEN ARZNEIMITTELN UND ZU DEN WENIGEN WIRKSTOFFEN, DIE BEI VERGESSLICHKEIT UND DEGENERATIVEN GEHIRNERKRANKUNGEN HELFEN KÖNNEN.

Die Werbung kennen Sie sicher alle: Zwei Männer begegnen sich, der Jüngere grüßt den Älteren mit Namen, der Ältere grüßt zurück mit: *„Ahh, Hallo Herr ... äh ... !?"*, und kratzt sich am Kopf. Diese Werbung für ein Ginkgo-Präparat vermittelt, dass man bei einer nachlassenden Gedächtnisleistung mithilfe von Ginkgo Besserung erfährt.

Ginkgo erweitert nachweislich die Blutgefäße und verbessert die Mikrozirkulation des Blutes in den Gefäßen. Zudem verdünnt Ginkgo das Blut und reduziert dadurch die Gefahr von Gefäßverschlüssen.

Von daher liegt ein positiver Nutzen für das Gehirn nahe. Der Ginkgo-biloba-Baum ist der letzte Vertreter einer viele Millionen Jahre alten Baumart, die weder Nadel- noch Laubbäume sind. Er wächst vor allem in Asien und hat dort lange Tradition als natürliches Heilmittel. Auch die Begriffe „Tempelbaum" und „Goethes Baum" wurden für ihn schon verwendet.

Für den Nutzen von Ginkgo-Präparaten zur Verbesserung der Gedächtnisleistung gibt es mittlerweile verschiedene Studien mit positiven Ergebnissen. Eine umfassende Untersuchung des Instituts für Qualität und Wirtschaftlichkeit im Gesundheitswesen hat festgestellt, dass Ginkgo biloba im Vergleich zu Medikamenten durchaus eine Alternative darstellt. Vor allem auf die Fähigkeit, den Alltag zu bewältigen, scheint sich Ginkgo positiv auszuwirken. Dies gilt allerdings nur für Dosierungen von 240 Milligramm täglich und mehr.

Ginkgo ist einer der wenigen Wirkstoffe, die man bei leichten Gedächtnisstörungen wirklich empfehlen kann. Lassen Sie sich von Ihrem Arzt oder Apotheker beraten.

HUNGER UND DURST

BEEINFLUSSEN DIE GEDÄCHTNISLEISTUNG

EGAL, WAS SIE SONST NOCH SO VORHABEN – HUNGER UND DURST SCHALTEN IN IHREM HIRN DIE PRIORITÄTEN UM.

Wer einmal hungrig in den Supermarkt gegangen ist, weiß, wovon die Rede ist. Bei Hunger wird das rationale Denkvermögen komplett ausgeschaltet, man kann nur noch ans Essen denken und greift vor allem bei den schnellen Snacks kräftig zu.

Zwei amerikanische Wissenschaftler haben nun anhand der Ergebnisse eines Rattenversuches eine Erklärung dafür. Waren die Ratten hungrig, konnten sie sich an einen Ort mit einer Nahrungsquelle sehr gut erinnern und diesen sofort wiederfinden. Waren sie dagegen durstig, liefen sie sofort zur Wasserquelle. Dieses Wissen ist im Hippocampus gespeichert, der dafür zuständig ist, Motivation und

144

Erinnerung zu koordinieren und das Verhalten zu steuern. Hunger und Durst wirken auch aufs Gedächtnis und lassen alles erinnern, wo man diese Bedürfnisse stillen könnte. Andere Gedächtnisinhalte haben in diesem Moment allerdings weniger Priorität und, sich beispielsweise auf eine Rechenaufgabe zu konzentrieren, fällt sehr schwer.

Der Einfluss des Trinkverhaltens auf das Denkvermögen wurde in der Rosbacher Trinkstudie untersucht: Abiturienten mit guten Noten haben während der Lernzeit mehr getrunken als Schüler mit weniger guten Noten. Die Ergebnisse der Studie zeigten deutlich, dass die Schüler und Studenten ihre Aufmerksamkeit und dadurch auch ihre Lernleistung steigern konnten, wenn sie sich während des Unterrichts ausreichend mit Getränken versorgten. Ferner wurde belegt, dass bei Durst das Denkvermögen und auch das Interesse am Alltagsgeschehen abnimmt.

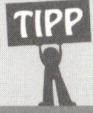

TIPP

Versorgen Sie Ihren Körper mit dem, was er braucht, sonst blockieren Sie Ihr Gedächtnis mit Gedanken an Getränkeflaschen, Wasserhähne, die letzte Grillparty und Bäckereitheken.

145

DIE NONNEN-STUDIE:
LANGE FIT DANK GUTER SPRACHKENNTNISSE

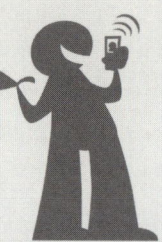

EINE STUDIE AN NONNEN HAT GEZEIGT: GUTE SPRACH-KENNTNISSE IN DER JUGEND KÖNNEN DIE VERGESSLICHKEIT IM ALTER MINDERN.

Wer schon in frühen Jahren mehrere Sprachen spricht und sich auch in seiner Muttersprache gut ausdrücken kann, zeigt im Alter weniger oder sogar keine Symptome von Alzheimer, selbst wenn sich bereits die berüchtigten Plaques im Gehirn gebildet haben. Das ergab eine Studie der John-Hopkins-Universität an Nonnen in einem Kloster.

Die Idee dahinter: Die Nonnen hatten alle über viele Jahre einen ähnlichen Lebensstil, und es galt herauszufinden, warum manche Alzheimer bekamen und andere nicht. Dabei wurden umfangreiche medizinische, genetische und neuropsychologische Untersuchungen durchgeführt,

Daten aus den Ordensarchiven gesichtet und teilweise die Gehirne post mortem untersucht. Das Ergebnis war eindeutig: Diejenigen, die schon in jungen Jahren über gute Sprachkenntnisse verfügten, hatten im Alter weniger Probleme mit Gedächtnisstörungen als diejenigen, die in ihrer Jugend geringere sprachliche Fähigkeiten hatten.

Ein möglicher Zusammenhang könnte darin liegen, dass Menschen mit guten Sprachkenntnissen die Alzheimersymptome besser kompensieren können.

Denn interessanterweise spielten die Plaque-Ablagerungen im Gehirn keine so große Rolle bei der Entstehung der Gedächtnisprobleme. Das Gehirn kann flexibler reagieren und findet andere Wege, neue Synapsen zu bilden. Es ist bekannt, dass vor allem kleine Kinder im Alter von ein bis drei Jahren problemlos mehrere Sprachen gleichzeitig lernen können. Wenn Sie also die Möglichkeit haben, Kinder zwei- oder sogar mehrsprachig aufzuziehen, nutzen Sie sie. Fördern Sie Ihre Kinder spielerisch, das ist die beste Altersvorsorge.

TIPP

Befassen Sie sich schon in jungen Jahren mit anderen Sprachen oder auch sonst mit intellektuellen Herausforderungen, und behalten Sie dies möglichst lange bei. Und fördern Sie Ihre Kinder und Enkel entsprechend.

DAS
GESELLIGE
GEHIRN

HALTEN SIE FREUNDSCHAFTEN AUFRECHT – SOZIALE INTELLI-GENZ BEEINFLUSST UNSERE GEHIRNFUNKTIONEN POSITIV.

Das Bedürfnis zum Kontakt mit anderen ist gewissermaßen in uns eingebaut.

Die Neurowissenschaft hat herausgefunden, dass unser Gehirn als geselliges Organ konstruiert ist, das unweigerlich eine enge Verbindung mit dem Gehirn jeder Person aufnimmt, mit der wir es zu tun haben. Diese neuronale Brücke ermöglicht es uns, auf das Gehirn – und damit auch den Körper – eines jeden Menschen Einfluss zu nehmen, mit dem wir in Kontakt treten. Ein Prozess, der in der umgekehrten Richtung natürlich ebenfalls stattfindet.

Selbst ganz alltägliche Begegnungen wirken auf unser Gehirn ein und setzen Gefühle frei, positive und weniger schöne.

Je stärker wir einer Person emotional verbunden sind, desto stärker ist die gegenseitige Einwirkung. Der intensivste Austausch findet mit jenen Menschen statt, mit denen wir über Jahre hinweg die meiste Zeit verbringen, besonders mit jenen, die uns wichtig sind.

Bei diesen neuronalen Kontakten tanzen die beiden Gehirne Tango, einen sehr gefühlsbetonten Tanz. Unsere sozialen Interaktionen wirken als Steuerungsmechanismus, wie ein zwischenmenschlicher Thermostat regulieren sie unsere Gehirnfunktionen und verleihen unseren Gefühlen Substanz und Gehalt.

Die dabei entstehenden Emotionen haben weitreichende Folgen, denn sie beeinflussen unseren ganzen Körper. Hormone werden ausgeschüttet, die unsere biologischen Systeme steuern, vom Herzen bis zum Immunsystem. Momentan ist die Wissenschaft einem besonders interessanten Zusammenhang auf der Spur, nämlich dem Einfluss strapaziöser menschlicher Beziehungen auf die Wirkungsweise der Gene, die das Immunsystem regulieren.

TIPP

Vertiefen Sie Freundschaften und Beziehungen, indem Sie mit den Menschen in Ihrem Leben regelmäßigen Kontakt halten. Ein kleiner Anruf, ein spontanes Treffen oder ein kleiner kurzfristig geplanter Ausflug kann Wunder bewirken. Pflegen Sie Ihre Hobbys. Tun Sie etwas, was Ihnen großen Spaß bringt. Umgeben Sie sich mit optimistischen und fröhlichen Menschen in Ihrem Leben. Seien Sie optimistisch, selbstständig und offen für Neues. Und ganz wichtig: Freuen Sie sich auch über die kleinen Dinge in Ihrem Alltag.

149

ÜBERGEWICHT
MACHT
VERGESSLICH

ÜBERGEWICHT ERHÖHT NICHT NUR DAS RISIKO FÜR DIABETES MELLITUS UND HERZKRANKHEITEN, ES BEGÜNSTIGT AUCH DIE ALTERUNG DES GEHIRNS!

Wer mit überflüssigen Pfunden kämpft, hat nicht nur ein reines Gewichtsproblem. Die zusätzlichen Kilos auf der Hüfte erhöhen neben dem Risiko für Diabetes, Bluthochdruck und Schlaganfälle auch die Gefahr, an Demenz zu erkranken.

In einer Studie an der Universität von Los Angeles wurden Aufnahmen von Gehirnen über 70-Jähriger analysiert, die noch nicht an Demenz erkrankt waren. Die Gehirne übergewichtiger Senioren waren um satte 6 Prozent kleiner als die der normalgewichtigen. Adipöse Personen mit einem BMI über 30 wiesen sogar einen Verlust von 8 Prozent der Gehirnmasse auf. Dieses Ergebnis macht einen biologischen Altersunterschied von bis zu 16 Jahren aus! Eine weitere Studie, die an der University of California durchgeführt wurde, zeigte, dass ein großes Taille-Hüft-Verhältnis (*waist-hip-ratio*) im Zusammenhang mit der Abnahme kognitiver Fähigkeiten und Demenz steht. Unter diesem Aspekt wurden Veränderungen des Hippocampusvolumens via Kernspintomografie betrachtet. Dabei stellte sich heraus, dass ein höheres Taille-Hüft-Verhältnis in signifikantem Zusammenhang mit einem kleineren Hippocampusvolumen steht. Dies geht mit einer Abnahme der kognitiven Fähigkeiten einher. Der Hippocampus ist die „Lernregion" im Gehirn, die wichtigste Schaltzentrale für das Gedächtnis. Macht dick also dumm? Scheint so zu sein. Allerdings gilt dies vor allem für starkes Übergewicht, ein paar wenige Kilos zuviel auf den Hüften haben keinen Einfluss. Gleichzeitig fördert Übergewicht die Alterung des Gehirns. Wenn das mal keine Motivation ist, um mehr Sport zu treiben!

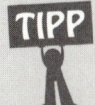

TIPP

Halten Sie sich fit. Und selbst wenn es vorerst nur tägliche ausgiebige Spaziergänge sind. Schon damit tun Sie nicht nur Ihrer Figur etwas Gutes, sondern auch Ihrem Geist!

ACHTUNG, FRAUEN:
HORMONMANGEL KANN IHR
HIRN SCHÄDIGEN

NACH DER ENTFERNUNG DER EIERSTÖCKE UND WÄHREND DER MENOPAUSE KANN EINE HORMONSUPPLEMENTATION GUT FÜRS GEHIRN SEIN. DAS ZEIGTE KÜRZLICH EINE AMERIKANISCHE STUDIE.

Dass Frauen anders ticken als Männer ist uns ja schon lange klar. Hier spielen immer wieder die Hormone eine Rolle. Eingriffe in den Hormonhaushalt der Frau können großen Einfluss auf die Befindlichkeit, aber auch auf die Gehirnentwicklung haben!
Eine Entfernung der Eierstöcke ist nicht nur ein großer Eingriff in den Körper, sondern immer auch in die Psyche einer Frau. Viele Frauen fühlen sich danach nicht mehr

vollwertig und haben auch Angst vor körperlichen Veränderungen, die der Hormonmangel mit sich bringt. Vielen Frauen, denen vor der Menopause die Eierstöcke ganz oder teilweise entfernt werden, verschreiben Ärzte daher eine Hormonersatztherapie. Dies scheint auch sinnvoll in Hinblick auf eine spätere Demenzentwicklung. In den USA wurde bei einer Studie an über 2.000 Frauen, denen zwischen 1950 und 1987 einer oder beide Eierstöcke entfernt wurden, festgestellt, dass operierte Frauen später im Vergleich zu gleichaltrigen, nicht-operierten Studentteilnehmerinnen bedeutend häufiger an Schüttellähmung und Gedächtnisschwund sowie der Parkinsonkrankheit litten. Den gleichen Effekt konnte man ebenfalls bei Frauen, die vorzeitig in die Menopause gekommen sind, beobachten.

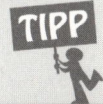

TIPP AN „SIE"!
Sollten Sie vorzeitig in die Menopause kommen oder vor der Menopause die Eierstöcke entfernt bekommen, so ist eine Hormonersatztherapie zu erwägen. Lassen Sie sich in diesen Fällen von Ihrem Arzt beraten.

LÄNGER
IM BERUF,

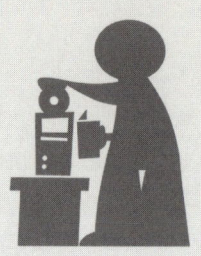

LÄNGER
FIT IM HIRN

**WER LÄNGER ARBEITET, BLEIBT SPÄTER LÄNGER GEISTIG FIT –
ZEIGT EINE AKTUELLE BRITISCHE STUDIE!**

Es ist bereits aus verschiedenen Untersuchungen bekannt, dass Menschen mit einem hohen Ausbildungsniveau durchschnittlich später dement werden als solche mit geringerem Bildungsgrad. Dies kann man auf eine stärkere Vernetzung der Hirnzellen durch Lernen und immer wieder neue Aufgaben zurückführen. Längere Schulzeit, Studium, berufliche Weiterbildungen, Umgang mit verschiedensten Menschen und Aufgaben, evtl. auch in unterschiedlichen Sprachen fordern die graue Masse. Diese „kognitive Reserve" hilft, das Hirn länger fit zu halten.

Bei einer Untersuchung an knapp 400 Männern fanden Wissenschaftler vom King's College in London nun auch einen klaren Zusammenhang zwischen der Länge der Berufstätigkeit und der Entwicklung von Alzheimer. Wer später aus dem Berufsleben ausschied, entwickelte auch erst später Alzheimersymptome. Und das gilt nicht nur für Akademiker.

Der Traum vieler Menschen von einer frühen Rente kann sich also auch ungünstig auswirken. Frührentner sollten daher besonders darauf achten, sich anderweitig geistig fit zu halten, beispielsweise mit anregenden Hobbys, Reisen oder sportlicher Betätigung.

TIPP

Arbeiten Sie so lange wie möglich. Wenn Sie die frühe Rente anstreben, suchen Sie sich geistig anregende Hobbys, die Sie auch im Alter fordern.

AKUTER STRESS STEIGERT DIE LEISTUNG

APROPOS GEFORDERT SEIN: AKUTER KURZZEITSTRESS ER-HÖHT BEI RATTEN DIE LERNLEISTUNG. ABER VIELE MEN-SCHEN KENNEN AUCH DIESES PHÄNOMEN: LAMPENFIEBER BEISPIELSWEISE GIBT EINEM OFT ERST DEN ENTSCHEI-DENDEN KICK FÜR EINE BRILLANTE PERFORMANCE.

Stresshormone haben nicht nur schädliche, sondern auch stimulierende Wirkungen auf den menschlichen Körper. Dies konnte nun in einer Studie gezeigt werden, in der Ratten einen korrekten Weg durch ein Labyrinth erlernen mussten. Sobald sie diesen Weg einigermaßen kannten, mussten sie als Stresserfahrung schwimmen und nach ei-ner Erholungsphase erneut den Weg durch das Labyrinth finden. Die gestressten Ratten machten deutlich weniger Fehler als die nicht gestressten und auch weniger Fehler als noch am Vortag selbst. Stress kann also durchaus kurzfristig die Erreichung von Höchstleistung fördern! Dafür sind die Hormone *Adrenalin* und *Cortison* verantwortlich, die alle Muskeln aktivieren und hellwach und aufmerksam machen.

In einem zweiten Versuch wurde der Übertragungsweg dieser Hormone im Gehirn bei einem Teil der Ratten blockiert. Die Ratten mit dem Hormonblocker schnitten deutlich schlechter ab als die Kontrollgruppenratten.

Kurzzeitstress kann also zumindest bei Ratten die Lernleistung erhöhen. Ob man dieses Ergebnis auf den Menschen übertragen kann, ist noch nicht wissenschaftlich gesichert. Allerdings liegt es nahe, denn Stress aktiviert beim Menschen die gleichen Hormone und bereitet ihn auf Kampf oder Flucht vor. Kurzfristig werden alle Energiereserven mobilisiert und alle Sinne eingeschaltet. Bestimmt hat jeder diese Erfahrung schon mal gemacht, der Lampenfieber hatte und erst dadurch zu Höchstleistungen vor Publikum oder bei einer Prüfung in der Lage war! Dauerstress ist aber schädlich.

Wenn Sie sich gestresst fühlen, nutzen Sie die Erregungswelle und reiten Sie auf ihr. Auf diese Weise sind Höchstleistungen möglich! Achten Sie nur darauf, dass Sie sich zwischendurch wieder erholen, denn Dauerstress wiederum hat dann negative Wirkungen.

BLACKOUT
DURCH
DAUERSTRESS

VORSICHT: KURZZEITSTRESS ERHÖHT BEI RATTEN ZWAR DIE LERNLEISTUNG – DOCH CHRONISCHER STRESS BEWIRKT GENAU DAS GEGENTEIL!

Unter chronischem Stress nimmt die Zahl der Verzweigungen der Nervenzellen im Hippocampus ab, ebenso die Länge ihrer „Antennen", den sogenannten Dendriten. Auf den Dendriten sind die Kontaktstellen (Synapsen) zu den anderen Nervenzellen lokalisiert. Eine Abnahme der Verzweigungen und der Länge beeinflusst den Informationsfluss zwischen den Nervenzellen negativ. Zudem hemmt Dauerstress die Neubildung von Nervenzellen und verändert langfristig unter anderem die Nervenzellen im Hippocampus, die für die Übertragung vom Kurz- ins Langzeitgedächtnis zuständig sind. Auf diese Weise kann eine totale Lernunfähigkeit entstehen. Dauerstress führt zwar nicht zum Zelltod, aber durchaus zu einer vorzeitigen Alterung des Gehirns.

Frauen sollen dabei angeblich resistenter gegen Dauerstress sein, da die zahlreich vorhandenen *Östrogenrezeptoren* sie widerstandsfähiger machen. Zumindest konnte dieser geschlechtsspezifische Unterschied bei Ratten festgestellt werden ...

Dauerstress der Mutter kann bereits das Kind im Bauch negativ beeinflussen. Leidet eine Mutter während der Schwangerschaft unter Angstzuständen oder Depressionen, so sind Kinder später häufiger hyperaktiv. Zudem neigen sie eher zu unsozialem Verhalten und leiden vermehrt unter Schlaf- und Angststörungen. Bei Ratten konnte sogar nachgewiesen werden, dass der Nachwuchs von gestressten Rattenweibchen weniger Nervenzellen im Hippocampus gebildet hat und die Kinder dadurch ein weniger ausgeprägtes Erinnerungsvermögen haben!

Auf jede Phase der Anspannung sollte daher eine Phase von Entspannung folgen, damit sich die Nervenzellen auch wieder regenerieren können.

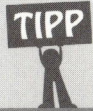

TIPP

Lassen Sie sich vielleicht mal kurzzeitig stressen, aber auf keinen Fall über längere Zeit! Oft helfen einfache Entspannungsmethoden wie Yoga oder progressive Muskelentspannung gegen chronischen Stress, manchmal aber nur rigidere Maßnahmen wie ein Jobwechsel, Psychotherapie oder Scheidung.

INTERNET
MACHT SENIOREN FIT

REGELMÄSSIG IM INTERNET SURFEN BEFLÜGELT DAS HIRN VOR ALLEM VON SENIOREN – DAS HAT JETZT EINE NEUE STUDIE AMERIKANISCHER HIRNFORSCHER ERGEBEN.

Computer und Internet sind für viele ältere Menschen böse und komplizierte Dinge, mit denen man sich besser nicht befasst. Was Kinder heute schon im Kindergarten lernen, ist für viele Erwachsene und besonders Senioren eine Riesen-Herausforderung. Eine Studie des Hirnforschers Gary Small von der University of California in Los Angeles hat jetzt gezeigt, dass beim Nutzen des Internets, und vor allem beim Googlen oder sonstigem Recherchieren über Suchmaschinen, verschiedene Hirnareale aktiviert werden und die Hirntätigkeit massiv angeregt wird. In der Untersuchung sollten gesunde Personen im Alter von 55 bis 78 Jahren über zwei Wochen täglich im Internet recherchieren. Ein Teil der Probanden hatte bereits Interneterfahrung, der andere noch nicht. Dabei wurde die Aktivität in verschiedenen Hirnarealen in einem Kernspintomografen gemessen.
Bei den erfahrenen Teilnehmern war die Hirnaktivität zunächst doppelt so hoch wie bei den Anfängern. Jedoch

bereits nach einer Woche konnte man auch bei den Anfängern verstärkte Aktivitäten feststellen, vor allem in den Gehirnbereichen, die für Sprache und optische Reize zuständig sind, weiterhin für das Erinnerungsvermögen und die Entscheidungsfähigkeit. Bereits nach zwei Wochen zogen die Anfänger mit den erfahrenen Onlinern gleich.

Durch die Recherchen müssen schnell optische Reize verarbeitet und Entscheidungen getroffen werden, das Gehirn wird maximal gefordert und jede Menge neue Nervenverbindungen gebildet.

Von daher: Ran an die Tasten! Das ist allerdings kein Freispruch für Dauer-Surfen. Wer nur noch am Computer hockt, verliert seine sozialen Fähigkeiten, die für das Gehirn mindestens genauso wichtig sind. Wie immer macht auch hier die Dosis aus, ob eine Aktivität schadet oder nicht.

Die typischen Hirnjogging-Computerspiele sind dabei übrigens gar nicht so gut weggekommen oder zumindest nicht besser als die Online-Recherchen. Das Gehirn will eben möglichst auf unterschiedliche Arten gefordert werden!

TIPP

Wenn Sie es als Senior nicht schon sowieso tun, setzen Sie sich regelmäßig an einen Computer und recherchieren Sie nach allem, was Sie interessiert. Lassen Sie sich von Ihren Enkeln erklären, wie das alles mit dem Computer funktioniert, oder besuchen Sie einen entsprechenden Kurs.

GEMÜTLICH
AN DER FRISCHEN LUFT:
SPAZIEREN-
GEHEN VERMINDERT DAS
DEMENZRISIKO

WER SICH TÄGLICH AN DER FRISCHEN LUFT BEWEGT, VER-RINGERT SEIN RISIKO, AN DEGENERATIVEN ERKRANKUNGEN WIE DEMENZ ZU ERKRANKEN. DABEI GILT: WENIG IST BES-SER ALS NICHTS UND JE INTENSIVER UND REGELMÄSSIGER MAN SICH BEWEGT, DESTO BESSER IST ES FÜRS HIRN.

Gerade für ältere Menschen ist das Spazierengehen eine gute Möglichkeit, sich körperlich und geistig fit zu halten. Zwei große amerikanische Studien haben jetzt bewiesen, dass regelmäßiges Spazierengehen mit einem verringer-ten Demenzrisiko in Zusammenhang steht. Über mehrere Jahre wurden 2.000 Männer und 18.000 Frauen begleitet, um die körperlichen Aktivitäten zu verfolgen und die Ent-stehung einer Demenz zu überprüfen.

Bei den Männern zeigte sich, dass diejenigen, die sich täglich weniger als einen halben Kilometer bewegten, ein fast doppelt so hohes Risiko hatten, an Demenz zu erkranken, als diejenigen, die mehr als drei Kilometer spazierten.

Bei den Frauen zeigte sich, dass die Gruppe der Untersuchten, die sich am meisten bewegte, im Vergleich zu der passivsten Gruppe ein über 20 Prozent geringeres Risiko hinsichtlich einer degenerativen Hirnerkrankung hatte. Dabei sind die Frauen pro Woche etwa eineinhalb Stunden in angenehmem Tempo gegangen.

Es braucht also gar nicht so viel und erst recht keinen schweißtreibenden anstrengenden Sport. Schon moderate Bewegung reicht aus, um etwas für Körper und Geist zu tun. Sie können Ihr Hirn dabei zusätzlich anregen, indem Sie beispielsweise Gedichte rezitieren oder ein Taschenbuch über die heimische Flora mitnehmen und die Natur um sich herum erkunden.

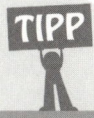

TIPP

Gehen Sie regelmäßig spazieren, vor allem wenn Sie schon älter sind. Nutzen Sie Ihre Zeit für Bewegung an der frischen Luft. Finden Sie neue Wege in Ihrer Heimat, die Sie noch nicht kennen, und erkunden diese beim Spazierengehen. Und – lassen Sie sich nicht von schlechtem Wetter abhalten.

ALZHEIMER VORBEUGEN?

CHECKEN SIE IHR HOMOCYSTEIN!

BISHER GIBT ES WENIG GESICHERTE ERKENNTNISSE DA-RÜBER, OB UND WIE MAN DEGENERATIVEN HIRNERKRAN-KUNGEN VORBEUGEN KANN. EIN KONKRETER TIPP IST, DEN HOMOCYSTEINSPIEGEL NIEDRIG ZU HALTEN.

Unter Wissenschaftlern verdichten sich die Hinweise, dass erhöhte Homocysteinwerte im Blut nicht nur die Wände von Blutgefäßen schädigen, sondern auch Nerven- und Gehirnzellen beeinträchtigen. Homocystein ist ein giftiges Stoffwechsel-Zwischenprodukt, das normalerweise schnell um- und abgebaut wird. Hiefür brauchen die Stoffwechselenzyme die Vitamine B_{12}, B_6 und B_2 und Folsäure. Wenn der Organismus nicht genügend große Mengen dieser Vitamine zur Verfügung hat, steigt der Homocysteinspiegel im Blut an und das giftige Zwischenprodukt richtet Schaden an Arterien und Venen an. Wenn diese einer „Verkalkung" vergleichbaren Schäden auch die Gefäße betreffen, die das Gehirn mit Nahrung und Sauerstoff versorgen, kommt es zum Absterben von Nervenzellen und in der Folge zu abnehmender Gedächtnisleistung.

164

In verschiedenen Untersuchungen und Studien wurde ein langfristig erhöhter Homocysteinspiegel mit abnehmender geistiger Leistungsfähigkeit in Verbindung gebracht, daher wird auf jeden Fall empfohlen, den Homocysteinspiegel regelmäßig zu checken und unbedingt darauf zu achten, dass er auf normalem Niveau ist.

Erhöhte Spiegel können auch mit Entzündungen und Infekten im Körper einhergehen, daher messen Sie am besten, wenn Sie sich ansonsten gesund fühlen. Die Werte sollten unter 10 Mikromol pro Liter liegen. Unabhängig davon hat sich in diversen Studien gezeigt, dass die Wahrscheinlichkeit, im Alter an Alzheimer zu erkranken, in direktem Zusammenhang mit dem Homocysteinspiegel steht.

VITAMINE B_{12}, B_6 UND FOLSÄURE:

- ✗ Vitamin B_{12} kommt in allen tierischen Lebensmitteln vor.
- ✗ Vitamin B_6 kommt vor allem in Fisch, Fleisch, Vollkorngetreideprodukten und Gemüse vor.
- ✗ Folsäure finden Sie vor allem in grünem Blattgemüse (folia = das Blatt), in Hülsenfrüchten und Vollkornprodukten.

TIPP

Lassen Sie regelmäßig einmal im Jahr Ihren Homocysteinwert messen (beim Arzt oder in der Apotheke) und achten Sie auf eine Ernährung, die reich an Folsäure und B-Vitaminen ist!

MUSIK
FÜR DIE SEELE
UND FÜRS HIRN

MUSIK IST BALSAM FÜR DIE SEELE, HEISST ES SO SCHÖN. MUSIK ZU HÖREN UND VOR ALLEM SELBER ZU SPIELEN FÖRDERT DAS GEHIRN AUF VIELFÄLTIGE WEISE.

Haben Sie sich schon mal überlegt, welche immense Gedächtnisleistung Musiker bringen müssen, die lange klassische Stücke auswendig spielen können? Oder gar Popmusiker, die ein zweistündiges Konzert geben und von vielen Songs nicht nur die Texte und genauen Melodien, sondern auch noch dazu passende Bewegungsabläufe beherrschen? Musik formt das Gehirn auf besondere Weise, da sie viele Gehirnareale gleichzeitig anspricht, Gefühle erzeugen kann und häufig sogar Bewegungsimpulse hervorruft. Bei bestimmten Melodien muss man weinen, bei anderen spürt man Energie; Musik kann beruhigend wirken oder auch so aktivierend, dass man gleich aufspringen und tanzen möchte.

Vor allem Musik selber zu erzeugen trainiert das Gehirn auf vielfältige Weise. Musiker zeigen eine signifikant bessere

Gedächtnisleistung als nicht-musische Menschen, weiterhin verfügen sie über bessere motorische Leistungen. Ein Klavierspieler beispielsweise erlebt viel geringere Unterschiede zwischen der „starken" und der „schwachen" Hand als ein Nicht-Musiker.

Interessant: Bei Musikern sind vor allem sämtliche visuell-räumlichen Funktionen des Gehirns verbessert, ebenso die Fähigkeit zum Rechnen. Musik wird in den gleichen Hirnarealen verarbeitet wie Mathematik. Kinder, die früh Musikunterricht bekommen und ein Instrument spielen lernen, haben einen höheren IQ und ein besseres verbales Gedächtnis als Kinder, die diese Möglichkeit nicht haben.

Es gibt auch verschiedene Studien, die darauf hindeuten, dass passives Musikhören die Lernleistung verbessert. Das ist jedoch individuell unterschiedlich und kann nicht verallgemeinert werden. Bei Kindern funktioniert es häufig sehr gut, bei Erwachsenen ist es eine Typfrage. Manche Menschen lassen sich von Musik eher ablenken.

TIPP

Wenn Sie irgendwie die Gelegenheit haben, spielen Sie ein Musikinstrument. Das kann man auch als Erwachsener noch lernen. Befassen Sie sich mit Musik, aktiv und passiv. Wenn Sie schon ein Instrument beherrschen, versuchen Sie auch mal ein anderes. Oder singen Sie. Karaoke beispielsweise macht viel Spaß und trainiert die grauen Zellen noch auf ganz andere Weise. Führen Sie Ihre Kinder frühzeitig an musikalische Aktivitäten heran.

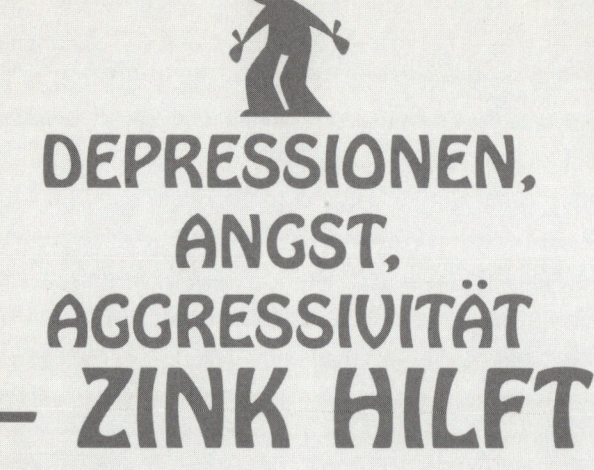

DEPRESSIONEN, ANGST, AGGRESSIVITÄT – ZINK HILFT

ZINK ERHÖHT DIE AUFMERKSAMKEIT UND IST AN LERNVOR-GÄNGEN BETEILIGT.

Zink wird schon seit Langem als Anti-Aging-Präparat fürs Gehirn genutzt, nachdem bekannt wurde, dass in einigen Hirnregionen Zink stark angereichert ist. Um den Mechanismus zu verstehen, hier ein kleiner Exkurs in die Funktion von Nervenzellen: Die Nervenzellen schütten Botenstoffe, sogenannte Neurotransmitter aus, die an den Rezeptoren der Empfängerzellen andocken und den Befehl vom Gehirn entweder weiterleiten oder ausführen. Zink ist essenziell für die Funktion von Rezeptoren an diesen Empfängerzellen. In einer Studie an Mäusen wurde gezeigt: Wird diese zink-bindende Stelle an den Rezeptoren ausgeschaltet, werden die Tiere sehr schreckhaft, zeigen nur eingeschränkte Reflexe und leiden unter Krämpfen. Das Zink selbst hat dabei die Aufgabe, die Nervensignale an den Synapsen zu regulieren und so die Befehle des Gehirns und auch die Reflexe richtig zu verarbeiten.

Zink spielt auch bei Depressionen eine Rolle. Während einer depressiven Phase ist häufig ein Zinkmangel nachweisbar, wobei die Konzentration von Zink im Blutserum mit dem Schweregrad der Erkrankung korreliert. Zink wird daher Menschen mit einer Depression oft als hoch dosiertes Supplement empfohlen.

Zudem erhöht Zink die Bildung verschiedener Wachstumsfaktoren der Nervenzellen und fördert dadurch die Aufmerksamkeit. Wissenschaftler stellten bei ADHS-Kindern einen gravierenden Zinkmangel fest. Wurde diesen Kindern anschließend Zink gegeben, so konnte schon nach wenigen Wochen eine deutliche Reduzierung der Hyperaktivität und der impulsiven Handlungen beobachtet werden.

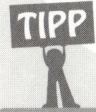

TIPP

Achten Sie auf Ihren Zink-Haushalt: Zink findet sich in Vollkorn, also Roggen-, Weizenbrot und Frühstücksflocken, Sonnenblumenkernen, Käse und Kalbfleisch.
Auch als Supplement ist es zu empfehlen, aber achten Sie auf die richtige Dosierung, lassen Sie sich am besten von Ihrem Arzt oder Apotheker beraten.

ACHTUNG:
CHEMIKALIEN
MACHEN UNSERE KINDER DUMM

CHEMIKALIEN MIT NEUROTOXISCHEN EFFEKTEN SCHÄDIGEN SCHON IN GERINGEN DOSEN DIE GEHIRNENTWICKLUNG UND DIE MOTORIK. WICHTIG ZU WISSEN: NICHT ALLE SIND VERBOTEN. EINIGE KOMMEN IN SPIELZEUGEN, KLEIDERN UND LEBENSMITTELN VOR.

Wir sind heutzutage umgeben von Chemikalien! Farben, Lösungs- und Reinigungsmittel, Pestizide, Brennstoffe oder Metalle können die normale Sauerstoffaufnahme und -versorgung des Gehirns hemmen und nachweislich neurologische Störungen hervorrufen. Die Hauptquelle aller Belastungen für die Bevölkerung sind vermutlich Pestizide. Alle modernen *Insektizide* wurden entwickelt, um das Nervensystem der Schädlinge anzugreifen. Regelmäßig wird gewarnt vor hohen Konzentrationen irgendeines ominösen Stoffes in Gummistiefeln, Kinderspielzeug oder Gemüse aus Spanien. Einzelne Kontakte sind nicht relevant, aber die Flut von Chemikalien wirkt sich ungünstig aus. Viele der meistgenutzten Chemikalien wurden überhaupt noch nicht oder nur unzureichend auf ihre Effekte auf Gehirn und Nervensystem getestet, obwohl viele die

Blut-Hirn-Schranke passieren, also tatsächlich ins Gehirn eindringen können. Die Entwicklung der Hirn- und Nervenzellen ist ein sehr empfindlicher Prozess und erstreckt sich vom Embryonalstadium bis zur Pubertät. Untersuchungen haben nun gezeigt, dass Substanzen, die sich in der Mutter angereichert haben und während der Schwangerschaft auf den Fötus übertragen wurden, die Gehirnentwicklung des Kindes beeinträchtigen können. Die Konsequenzen sind zum Beispiel eine geringere Gedächtnisleistung, verminderte visuelle Wahrnehmung, weniger gut entwickelte Bewegungsfähigkeit und ein geringerer Intelligenzquotient. Chemikalien werden auch mit der steigenden Zahl der Autisten und der Kinder mit ADHS in Verbindung gebracht und Wissenschaftler mutmaßen, dass etwa 10 Prozent aller neurologischen Verhaltensstörungen teilweise oder vollständig durch Chemikalien verursacht werden.

TIPP

✗ Nehmen Sie Glas- statt Plastikflaschen.

✗ Kaufen Sie Ihr Obst und Gemüse regional und saisonal, am besten in Bio-Qualität, das spart Kohlenmonoxid, Pestizide und weitere Spritzmittel.

✗ Achten Sie beim Kauf von Möbeln oder Stoffen auf den Herstellungsort und die verwendeten Farben, Lösungs- und Klebemittel (Formaldehyd). „Stinkt" das neue Sofa, besser die Hände weg oder gut und lange lüften.

✗ Neue Kleider erst mal waschen.

ACHTUNG, DIABETIKER:
UNTERZUCKERUNG FÖRDERT DEMENZ

DIABETESPATIENTEN HABEN IM ALTER DURCHSCHNITTLICH EIN HÖHERES RISIKO, AN ALZHEIMER ZU ERKRANKEN. EINE MÖGLICHE URSACHE DAFÜR KÖNNTE UNTERZUCKERUNG SEIN.

Schwere Unterzuckerungen (*Hypoglykämien*) erhöhen das Risiko, an Demenz zu erkranken. Das ergab eine aktuelle Untersuchung an Typ-2-Diabetespatienten, die über 55 Jahre alt waren. Wissenschaftler werteten im Rahmen einer Studie die Daten einer amerikanischen Krankenkasse aus. Dabei stellten sie fest, dass bereits eine einzige schwere Hypoglykämie, bei der Betroffene in eine Klinik eingewiesen werden mussten, das Demenzrisiko erhöhte. Zwei und mehr schwere Hypoglykämien verstärkten das Risiko weiter. Das könnte erklären, wieso so viele Diabetespatienten an Altersdemenz leiden. Der exakte physiologische Zusammenhang, also was genau mit den Gehirnzellen während der Unterzuckerung passiert und später eine Demenz auslöst, ist allerdings noch nicht geklärt. Denn normalerweise bereitet Diabetes ja Probleme durch zu hohen Blutzucker, der durch unzureichende Insulinproduktion bzw. nachlassende Insulinwirkung bedingt ist. Doch auch der sehr niedrige Zuckerwert ist problematisch. Achten Sie daher als Diabetiker darauf, regelmäßig zu essen und Ihren Blutzucker stabil zu halten. Problematisch kann auch sein, wenn Sie anstrengenden Sport treiben, ohne vorher genug zu essen oder wenn Sie Ihre Ernährung eigenständig auf kohlenhydratarm umstellen. Der Zustand der Unterzuckerung kommt auch häufig beim insulinpflichtigen Typ-1-Diabetiker vor, da das Insulin nicht immer so genau dosiert werden kann, um nicht in den Unterzucker zu fallen.

TIPP

Wenn Sie Diabetiker sind, achten Sie auf eine regelmäßige Ernährung und Blutzuckereinstellung und vermeiden Sie Unterzuckerungen. Nehmen Sie für alle Fälle immer etwas Süßes mit, z. B. Traubenzucker. Natürlich nur für den Notfall!

MACHEN HANDYS VERGESSLICH?

DASS DIE ELEKTROMAGNETISCHE STRAHLUNG IRGENDWIE NICHT GUT SEIN KANN, HABEN WIR SCHON LÄNGER VERMUTET. LANGSAM WIRD KLAR, WARUM ES SO IST.

Zu allem gibt es Studien und Gegenstudien. Gerade zum Thema „Handystrahlung" gibt es schon sehr viele widersprüchliche Aussagen. Doch alle, die sich mit dem Thema „Gedächtnis" befassen, sollten jetzt aufhorchen.

Eine aktuelle Untersuchung bei Ratten hat gezeigt, dass zu viele Handystrahlen schlecht fürs Gedächtnis sind. Die Tiere wurden über ein Jahr lang wöchentlich zwei Stunden elektromagnetischer Strahlung in von Mobilfunk genutzten Frequenzen und Feldstärken ausgesetzt und mussten diverse Gedächtnistests absolvieren. Das Ergebnis der Tests war, dass die bestrahlten Ratten eine gestörte Merkfähigkeit aufwiesen.

Das Team dieser Wissenschaftler fand schon früher heraus, dass die Strahlung die Blut-Hirn-Schranke durchlässiger macht. Diese Schranke ist ein spezieller Filter in den Blutgefäßen des Gehirns, der verhindert, dass gefährliche Substanzen in die Zellen des Gehirns eindringen können. Ist die Blut-Hirn-Schranke durchlässiger, können Gifte und Ähnliches ungehindert ins Hirngewebe eindringen!

Aber es kommt noch dicker: Vier bis acht Wochen nach der Bestrahlung fand man zerstörte Nervenzellen in der Hirnrinde und im Hippocampus, dem Gedächtniszentrum des Gehirns.

Inwieweit diese Untersuchungen auf den Menschen übertragbar sind, ist offen, aber es schadet sicher nicht, das Handy nicht allzu oft am Ohr zu tragen. Leider gibt es dazu noch keine Langzeituntersuchungen.

Daher gilt hier: Lieber vorsorgen als nachsorgen.

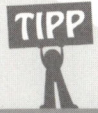

TIPP

Auch wenn schnurlos „in" ist, versuchen Sie, möglichst häufig Ihr Festnetz zum Telefonieren zu nutzen. Wenn Sie unterwegs sind, nehmen Sie ein Headset oder im Auto am besten die Freisprechanlage! Verwenden Sie Kabel statt WLAN. Wenn Sie nicht aufs mobile Telefonieren verzichten können, halten Sie Ihr Hirn wenigstens anderweitig fit.

VORSICHT NÖRGLER:

SCHLECHTE LAUNE FÖRDERT DEN TUNNELBLICK

WIR HABEN ES SCHON IMMER VERMUTET: WER SCHLECHTE LAUNE HAT, SIEHT ALLES GRAU IN GRAU UND VERLIERT DEN ÜBERBLICK.

Eine Untersuchung der Universität Toronto hat es bewiesen: Wer grummelig ist, konzentriert sich nur noch auf wenige Details und verliert den Blick auf das große Ganze. Den Studienteilnehmern wurden nacheinander verschiedene Bilder mit Gesichtern vorgelegt, und sie sollten deren Geschlecht bestimmen. Im Hintergrund der Bilder waren Gebäude zu erkennen. Währenddessen wurde die Gehirnaktivität der Testpersonen in zwei Hirnregionen mithilfe der funktionellen Magnetresonanztomografie gemessen. Die eine gemessene Hirnregion ist zuständig für das Erkennen von Gesichtern, die andere für das Erfassen räumlicher Anordnungen und Hintergründe. Die Testpersonen wurden vorher emotional beeinflusst, ein Teil von ihnen wurde in gute Stimmung gebracht, der andere in schlechte.

Bei den gut gelaunten Probanden waren beide Gehirnregionen aktiv und sie konnten sich auch an die Gebäude erinnern, bei den schlecht gelaunten lag der Fokus nur auf dem Lösen der Aufgabe und damit lediglich auf den Gesichtern. Die andere Hirnregion blieb inaktiv und an die Gebäude haben sie sich später nicht erinnert.

Je stärker die Teilnehmer jeweils emotional berührt waren, desto stärker waren die Unterschiede in der Hirnaktivität zu beobachten. Offenbar wird bei unterschiedlicher Stimmungslage nicht nur die Aufmerksamkeit verschoben, sondern auch die Wahrnehmung ändert sich. Durch positive Stimmung wird das Gesichtsfeld erweitert.

Umgekehrt ist natürlich die Frage interessant, ob man sich durch bewusste Erweiterung des Gesichtsfeldes und der räumlichen Wahrnehmung in gute Stimmung versetzen kann.

TIPP

Wenn Sie mal wieder mit Tunnelblick herumlaufen, tun Sie was für Ihre Gute Laune: Rufen Sie einen guten Freund an, hören Sie Ihre Lieblingsmusik oder erfüllen Sie sich einen lang gehegten Wunsch.

DIE EHE HÄLT GEISTIG FIT

IHR PARTNER NERVT SIE MANCHMAL, WEIL ER ALLES GANZ ANDERS SIEHT UND WILL? NEHMEN SIE ES GELASSEN, SCHLIESSLICH VERHILFT ER IHNEN ZUR RISIKOMINDERUNG FÜR ALZHEIMER!

Wie oft ärgern wir uns über den Partner, dass er nicht aufräumt, den Müll nicht wegbringt, andere Ansichten hat, uns kaum nette Überraschungen mehr macht und so weiter … Da fragt man sich manchmal schon, ob das Leben ohne den Partner nicht vielleicht entspannter wäre, schließlich liest man überall, dass häufiges Sich-Ärgern ungesund sei! Die Alternative ist manchmal aber auch nicht viel besser, denn Singles haben ein erhöhtes Risiko, an Alzheimer zu erkranken! Eine Ehe oder feste Partnerschaft hält durch die tägliche Ansprache und Auseinandersetzung vor allem geistig fit. Wissenschaftler haben bei einer Untersuchung von fast 1.500 Personen über einen Zeitraum von über 20 Jahren festgestellt, dass Menschen, die mit einem Lebenspartner zusammenleben, ein viel geringeres Risiko haben, an Alzheimer zu erkranken, als Menschen, die Single, geschieden oder verwitwet sind! Grund hierfür soll die fehlende geistige Forderung des Gehirns sein. Wo es keine Auseinandersetzung und kein Hinterfragen der eigenen Ansichten gibt, gibt es halt auch kein Nervenwachstum. **Also:** Wenn Sie sich manchmal mit dem Partner und den Folgen einer Partnerschaft überfordert fühlen, nehmen Sie es gelassen, denn die ständige Ansprache ist wie Jogging fürs Gehirn!

Hören Sie dem anderen zu, lassen Sie sich darauf ein, und seien Sie immer wieder bereit, sich auf andere Denkweisen einzulassen. Ihr Gehirn wird dadurch optimal gefordert.

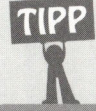

TIPP

Reden Sie mehr mit Ihrem Partner! Und gehen Sie einem Streit nicht aus dem Weg, sondern diskutieren Sie munter drauflos. Wenn Sie Single sind, umgeben Sie sich mit Freunden, die Sie geistig fordern. Und freuen Sie sich schon: Wenn Sie demnächst wieder einen neuen Partner kennenlernen, sinkt das Risiko für Alzheimer auch wieder!

VERMEIDEN SIE BLUTHOCHDRUCK

SCHÜTZEN SIE IHR GEDÄCHTNIS

BLUTHOCHDRUCK BESCHLEUNIGT DIE HIRNALTERUNG. UM LANGE KÖRPERLICH UND GEISTIG FIT ZU BLEIBEN, IST EINE RECHTZEITIGE BEHANDLUNG WICHTIG.

Dass es bereits ab 30 Jahren bergab geht, haben Sie sicher an anderen Stellen auch schon gehört – es gibt aber einige Faktoren, die die Alterung vor allem des Hirns beschleunigen. Dazu gehört laut einer aktuellen Langzeitstudie auch Bluthochdruck.

Forscher des Max-Planck-Instituts für Bildungsforschung in Berlin haben festgestellt, dass elf von zwölf Bereichen des Hirns bereits ab dem mittleren Erwachsenenalter schrumpfen. Der einzige Bereich, der offenbar nicht betroffen ist, ist der visuelle Kortex, also die Sehrinde. Dieser Prozess ist höchst individuell und bei jedem Menschen unterschiedlich stark ausgeprägt. Die Studie, die über fünf Jahre andauerte, hat gezeigt, dass diese Alterungsprozesse des Gehirns durch Bluthochdruck beschleunigt werden, und zwar umso mehr, je länger der Hochdruck besteht. Einige Studienteilnehmer hatten bereits vor Beginn der Studie Bluthochdruck, andere haben ihn im Laufe der fünf Jahre bekommen. Auch wenn die Menschen medizinisch gut behandelt wurden, zeigten sich diese Phänomene. Es ist daher nicht nur für die körperliche, sondern auch für die geistige Entwicklung wichtig, Bluthochdruck möglichst zu vermeiden und auf jeden Fall frühzeitig zu erkennen und zu behandeln.

Wichtig beim Blutdruck Messen ist, dass Sie über einen längeren Zeitraum und mehrmals am Tag messen, denn einmalige Messungen, vor allem beim Arzt, führen häufig aus lauter Aufregung zum sogenannten „Weißkittelhochdruck".

Wenn Sie unter Bluthochdruck leiden, tun Sie alles, um ihn in den Griff zu bekommen! Dazu gehören neben einer medizinischen Behandlung auch die Reduktion von Übergewicht – sofern vorhanden –, viel Bewegung und dass Sie nicht rauchen. Wenn Sie auf Salz in Nahrungsmitteln mit Bluthochdruck reagieren, sollten Sie auch dieses reduzieren.

GINSENG
– DIE DENK-WURZEL

NICHT ZU VERWECHSELN MIT GINKGO! TROTZDEM HILFT´S DEM GEDÄCHTNIS AUF DIE SPRÜNGE.

Ginseng ist eine rübenartige Wurzel, die bereits seit über 2.000 Jahren in der chinesischen Medizin als Heilmittel verwendet wird. Damals durfte sie nur von Königen und Kaisern verwendet werden und war daher wertvoller als Gold. Nun konnte auch der positive Effekt von Ginseng auf das Gedächtnis bewiesen werden. Ein isolierter Wirkstoff in Ginseng zeigte im Versuch an Ratten, dass das Nervenwachstum angeregt wurde, sowohl bei gesunden als auch bei hirnkranken Ratten. Zudem konnten das Erinnerungsvermögen und die Lernleistung der Ratten verbessert werden. Die Wissenschaftler schließen aus diesem Experiment, dass sogar die intellektuelle Kapazität mit Ginseng erhöht werden kann …

Und in der Tat ist da etwas dran, denn bei Versuchen an Alzheimerpatienten kamen die Wissenschaftler zu ganz erstaunlichen Ergebnissen: Wurde den Patienten täglich eine Dosis Ginseng verabreicht, so stieg die Gedächtnisleistung kontinuierlich an. Sobald die Dosis jedoch abgesetzt wurde, sank die Gedächtnisleistung wieder auf das vorherige Niveau ab. Es lohnt sich also, Ginseng-Präparate einmal auszuprobieren.

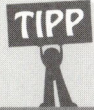

TIPP

Es gibt weißen und roten Ginseng, denen die gleichen Eigenschaften zugeschrieben werden. Grundsätzlich gilt: Je älter die Wurzel, umso reicher an Wirkstoffen. Die beste Qualität gibt es aus Korea, aber auch in Deutschland wird biologischer Ginseng angebaut! Entsprechende Präparate bekommen Sie im Reformhaus und in der Apotheke.

SCHNARCHEN

MACHT DUMM
UND VERGESSLICH

ACHTUNG AN ALLE NÄCHTLICHEN SÄGEN: SCHNARCHEN VERLANGSAMT DAS NERVENWACHSTUM.

Schnarchen ist zumindest in den USA seit Anfang der 70er-Jahre ein anerkannter Scheidungsgrund und hat in der Geschichte auch schon viele Todesopfer gefordert. Mit 93 Dezibel ist zurzeit ein Schwede auf Platz eins der lautesten Schnarcher im Guinessbuch der Rekorde, das ist etwa so laut wie eine stark befahrene Kreuzung!
Als wäre das jetzt nicht schon genug, leiden Schnarcher auch öfter unter Atemstörungen. Die Folge ist, dass der Körper am nächsten Tag nicht so erholt ist wie bei Menschen, die die ganze Nacht ruhig atmen. Kein Wunder, dass aufgrund der Übermüdung und geringen nächtlichen Erholung die Konzentration etwas leidet. Vor allem aufgrund der häufigen Atmungsaussetzer (= *Apnoe*) bekommt das

Gehirn nicht genügend Sauerstoff. Sauerstoff ist der wichtigste Nährstoff fürs Gehirn. Schon nach kürzester Zeit unter Sauerstoffmangel sterben Gehirnzellen ab, und die nächtlichen Atemaussetzer kriegt man in der Regel ja gar nicht mit. In einer umfangreichen Untersuchung hat ein Rostocker Mediziner festgestellt, dass Menschen mit schlafbezogenen Atemstörungen ein Defizit an Wachstumsfaktoren für Nervenzellen aufweisen. Dieser Mangel soll dafür verantwortlich sein, dass diese Menschen unter Gedächtnisstörungen, Konzentrationsschwierigkeiten, Reizbarkeit bis hin zu schweren Einschränkungen der Hirnfunktionen leiden.

TIPP

Etwa 10 Prozent der Menschen leiden an Atemstörungen im Schlaf! Aber eine Therapie mit Schlafmaske kann diesen Mangel an Wachstumshormonen ausgleichen. Gehen Sie also nicht nur Ihrem Partner zuliebe zum Arzt, sondern tun Sie damit auch Ihrem Gehirn etwas Gutes!

EINE NEUE *LIEBE* IST WIE EIN NEUES *LEBEN*

LIEBE BEDEUTET BIOCHEMISCH GESEHEN, DASS DIE FÜR TRAURIGKEIT UND DEPRESSION ZUSTÄNDIGEN HIRNAREALE EINFACH ABGESTELLT WERDEN!

Wie hilflos werden wir Säugetiere doch geboren, wie lange brauchen wir noch den Schutz unserer Eltern und die Anleitung, wie man sich adäquat ein Nest baut, gegen Feinde verteidigt und jagt. Reptilien dagegen bauen keinerlei emotionalen Kontakt mit ihrem Nachwuchs auf. Vielleicht fällt es uns Menschen daher auch einfacher, mit einer Katze zu kuscheln als mit einer Eidechse? Übrigens drückt sich Liebe einerseits durch körperlichen Kontakt aus und andererseits vor allem durch Kommunikation. Auch im Tierreich sind Laute und Töne das Transportmittel von Liebe. Säugetiere schreien ebenso wie Menschen. Reptilien geben kaum Töne von sich und die Jungtiere schlüpfen aus Eiern und sind dann sofort alleine. Uns hingegen begleitet der Einfluss von Liebe ein Leben lang. Aber der Einfluss von Liebe begleitet uns ein Leben lang. Das Gehirn von Säugetieren ist in der frühen Lebenszeit besonders lernfähig, aber auch besonders verletzlich. Kinder, die ohne feste Bezugsperson aufwachsen, bleiben in ihrer seelischen und kognitiven Entwicklung deutlich und unwiderruflich zurück! Frühgeborene, die im Brutkasten ohne jeglichen Hautkontakt aufwachsen, entwickeln sich deutlich schlechter als Frühgeborene, die vom Pflegepersonal oder den Eltern gestreichelt oder auf den Arm genommen werden. Viele Studien mit Säugetieren haben die Wirkung bestätigt: Bekommen wir keine emotionale Nahrung, so ist die Sterblichkeitsrate höher und das emotionale Gehirn verkümmert! Aber auch im späteren Leben hat die Liebe einen großen Einfluss auf unsere Gesundheit. Nicht nur die stetige Ansprache in einer Partnerschaft verringert das Risiko, an Alzheimer zu erkranken, sondern auch das Gefühl, geliebt zu werden. Menschen, die sagen: „Ja, mein Partner liebt mich", werden seltener krank!

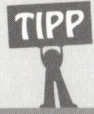

TIPP

Für viele ist das Aussprechen von: „Schatz, ich liebe Dich", schwerer als die Besteigung des Mount Everest. Üben Sie es bei Bedarf vorm Spiegel und Sie werden sehen, wie glücklich – und gesund – Sie Ihren Partner machen!

WER SPORT TREIBT,
DENKT BESSER

AUCH WENN WIR'S ALLE SCHON TAUSENDMAL GEHÖRT HABEN – ES KANN GAR NICHT GENUG BETONT WERDEN: SPORT IST ENORM WICHTIG FÜR DIE GEISTIGE UND DIE KÖRPERLICHE GESUNDHEIT.

In einer Langzeitstudie an der University of California (San Francisco) wurde der Zusammenhang zwischen sportlicher Aktivität und Gehirnleistung wissenschaftlich beobachtet. **Ergebnis:** Nach sechs bis acht Jahren waren die körperlich Aktiven geistig noch eindeutig fitter als die eher bequemen Probanden. **Der Hauptgrund:** die gesteigerte Durchblutung und Sauerstoffversorgung des Gehirns. Schließlich beruhen Hirnleistungsstörungen meist auf einer schlechten Durchblutung des Gehirns.

Wir Menschen sind nun mal für Bewegung geschaffen. Die Evolution hat weder Drive-ins noch Couch-Fernseher-Kombinationen in warmen Wohnzimmern vorgesehen.

Sorgen Sie für regelmäßige Bewegung, Ihr Körper und Ihr Gehirn werden es Ihnen danken!

WENN IHNEN JOGGEN UND TENNISSPIELEN ZU LANGWEILIG
SIND, HIER EINE LISTE VON VERRÜCKTEN SPORTARTEN

(ANM.: NUR TEILWEISE VON DEN AUTOREN ZUM NACHMACHEN EMPFOHLEN!)

- Bobby-Car-Rennen fahren
- Bierfassrollen
- Cheese-Rolling (Käserollen)
- Eisgolfen
- Extrembügeln
- Frauentragen
- Handy-Weitwerfen
- Holz hacken
- Kettensägen-Jonglieren
- Lach-Yoga
- Raufen in einer Kuschelgruppe
- Schachboxen
- Slacklining (Seiltanzen)
- Snow-Kajak
- Sumpf-Fußball

TIPP

Suchen Sie sich Sport- und Bewegungsarten, die Ihnen
Spaß machen. Fangen Sie langsam an, aber tun Sie etwas.
Und wenn es jeden Tag nur ein paar Minuten sind. Steigern
Sie sich täglich ein wenig, so lange, bis Sie gar nicht mehr
ohne Bewegung leben wollen.

OXIDATIVER STRESS
IST NICHT GUT FÜR DEN KOPF

ACHTUNG: NICHT NUR DIE KÖRPERZELLEN, SONDERN AUCH GEHIRNZELLEN SIND DURCH OXIDATIVEN STRESS GEFÄHRDET. DAS RISIKO FÜR DEMENZERKRANKUNGEN WIRD DADURCH GEFÖRDERT.

Wer kennt es nicht? In einer sich immer schneller drehenden Welt, in der am besten alles sofort und reibungslos ablaufen sollte, ist Stress ein nicht seltener Begleiter. Abgesehen von den vielen Formen von Stress aus unserer Umwelt soll hier allem voran der oxidative Stress genauer unter die Lupe genommen werden. Denn genau dieser stresst unser Gehirn besonders stark.

Oxidativer Stress entsteht durch einen Überschuss an sogenannten *Reaktiven Sauerstoffspezies* (ROS). ROS sind oxygene Radikale oder Nicht-Radikale, die in Radikale umgewandelt werden können. Sie treten als Nebenprodukte von regulären Stoffwechselvorgängen auf und werden normalerweise durch zelluläre Schutzmechanismen und

Antioxidantien neutralisiert. Trotzdem schafft es etwa 1 Prozent der sogenannten ROS, diesem Schutzmechanismen zu entkommen, was zu zellulären Schäden im Körper führt.

Insbesondere unser Gehirn ist anfällig für oxidativen Stress. Obwohl das Gehirn nur 2 Prozent der Körpermasse ausmacht, verbraucht es 20 Prozent des aufgenommenen Sauerstoffs und etwa 25 Prozent der Basisenergie. Daneben ist das Gehirn auch nicht besonders gut mit antioxidativen Abwehrmechanismen ausgestattet. Im Gegenteil, bestimmte Neurotransmitter haben das Potenzial, ROS freizusetzen, welche das Risiko für neuronale Schäden im Gehirn steigern. Es gibt viele wissenschaftliche Studien, die belegen, dass oxidativer Stress in engem Zusammenhang mit der Alterung des Gehirns steht. Offenbar spielt der oxidative Stress auch eine Rolle bei der Entstehung neurodegenerativer Erkrankungen wie Parkinson und Alzheimer.

TIPP

Tun Sie sich und ihrem Gehirn etwas Gutes und versorgen Sie sich mit ausreichend antioxidativ wirkenden Lebensmitteln, die die sauerstoffhaltigen Radikale einfangen und neutralisieren. Insbesondere Obst und Gemüse sowie auch Rotwein und grüner Tee sind reich an antioxidativen Inhaltsstoffen. Blaubeeren, Cranberrys, Erdbeeren, aber auch Spinat unterstützen den Kampf gegen den oxidativen Stress.

191

KURIOSES UND AHA-EFFEKTE RUND UMS HIRN

Nehmen Sie das Leben, wie es ist, und machen Sie sich bloß nicht zu viele Gedanken! Sie können unmöglich immer alles planen und kontrollieren oder voraussehen. Niemand ist perfekt!

Nutzen Sie die Aha-Effekte und Kuriosa der folgenden Seiten positiv, damit Sie Ihr Leben nicht nur in vollen Zügen, sondern vor allem auch gesund genießen können.

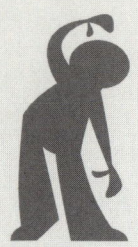

HIRNWICHSEREI
UND WIE MAN DAMIT AUFHÖRT

MENSCHEN NEIGEN DAZU, IMMER GLEICHE GEDANKEN, ÄNGSTE UND HOFFNUNGEN IN IHREM KOPF HERUMZUDREHEN UND GAR NICHT MEHR DAMIT AUFHÖREN ZU KÖNNEN. DIESER „HIRNWICHSEREI" ENTKOMMT MAN AM BESTEN, INDEM MAN SEINE SINNE BENUTZT UND SICH AUF DIE AUSSENWELT KONZENTRIERT.

Die Welt im Kopf ist nicht real. Das sollte jedem klar sein, der sich schon einmal im Zustand der Sorge um einen geliebten, zu spät kommenden Menschen ausgemalt hat, was passiert sein könnte.

Und dann spaziert dieser Mensch herein, lächelt, entschuldigt sich, und alles ist wieder gut. Wieso hat man sich eigentlich so viele Sorgen gemacht? Wir Menschen haben uns angewöhnt, mehr im Kopf und in unseren Gedanken zu leben als in der Wirklichkeit. Und da das Gehirn mit seiner Hormonausschüttung in den meisten Fällen nicht zwischen halluzinierten und realen Bildern unterscheiden kann, reagieren wir aus Sorgen heraus genauso wie auf echte Katastrophen. Was für eine Verschwendung. Mehr als 90 Prozent aller Sorgen treffen niemals ein.

Doch wie kann man diese Hirnwichserei abstellen? Wie aus dem Gedankenmüll entkommen? Der Philosoph und Psychologe Giulio Cesare Giacobbe lehrt dazu an der Universität von Genua: „Das geht am besten durch bewusste Konzentration auf die Umgebung, Beobachten und geistige und körperliche Präsenz." Kurz: Nutzen Sie Ihre Sinne!

Wie das funktioniert? Ganz einfach: Schauen Sie sich beispielsweise genau in dem Raum um, in dem Sie sich gerade befinden, und nehmen Sie jeden einzelnen Gegenstand wahr. Werden Sie sich bewusst, was Sie sehen. Oder konzentrieren Sie sich ein paar Minuten lang auf Ihren Atem, beobachten Sie genau, wie sie ein- und ausatmen, spüren Sie, wie sich Ihr Brustkorb hebt und senkt. Das ist die Realität. Sie können auch einen Butterkeks nehmen und alle Zacken einzeln essen. Riechen Sie an dem Keks, spüren Sie ihn in der Hand, spüren Sie das Knacken, wenn Sie einen Zacken abbeißen.

TIPP

Wenn Sie das nächste Mal störende und immer wiederkehrende negative Gedanken haben, atmen Sie kurz tief ein und aus und konzentrieren Sie sich dann wenige Minuten nur auf das, was Sie in Ihrer Umgebung wahrnehmen.
Gewöhnen Sie sich an, jeden Tag eine gewisse Zeit lang Ihr Umfeld zu beobachten und Ihre fünf Sinne bewusst einzusetzen: Sehen, Hören, Fühlen, Schmecken, Riechen.
Dann werden in Ihrem Gehirn alte negative Verschaltungen gelöst und neue positive gebildet.

WAS VERLIEBTSEIN UND ZWANGS-HANDLUNGEN GEMEINSAM HABEN

VERLIEBTE KÖNNEN AN KAUM ETWAS ANDERES DENKEN ALS AN DEN GELIEBTEN MENSCHEN. DAS KOMMT NACH ANSICHT VON PSYCHOLOGEN DEM ZUSTAND VON ZWANGS-NEUROTIKERN SEHR NAHE. STÄNDIG SMS SCHREIBEN ZU MÜSSEN, IST LETZTLICH NICHTS ANDERES, ALS STÄNDIG DARAN ZU DENKEN, OB MAN DEN HERD AUSGEMACHT ODER DIE KERZE AUSGEBLASEN HAT.

Liebe und Verbundenheit zu erleben ist etwas sehr positives, auch für das Gehirn. Doch im akuten Zustand des Verliebtseins spielt die Hirnchemie verrückt. Wissenschaftler der Universität Pisa haben es herausgefunden: Rein hirnphysiologisch gesehen ist der Zustand der Verliebtseins ähnlich einer Zwangsneurose. Jemand, der ständig nur an einen Menschen denken kann und 30 Mal am Tag überlegt, ob er eine SMS schreiben soll, tut nichts anderes als jemand, der 30 Mal am Tag das Bedürfnis verspürt, sich die Hände zu waschen. Die „Zwangsneurose" hängt dabei eng mit dem Serotoninstoffwechel im Gehirn zusammen. Bei einer Untersuchung an verliebten Studenten, die nach eigenen Angaben mindestens vier Stunden am Tag an die geliebte Person dachten, wurden erniedrigte Serotoninwerte gefunden. Serotonin ist das wichtigste Glücks- und Beruhigungshormon, und niedrige Spiegel gehen unter anderem mit Nervosität und Anspannung einher.

Besonders stark fällt der Serotonin-Spiegel ab, wenn der geliebte Mensch die eigenen Gefühle nicht erwidert und man vergeblich auf eine Antwort wartet. Daraus kann ein echter Zwang entstehen. Wer dann vor lauter Gedanken nicht einschlafen kann, kann es auch mal mit Tryptophan aus der Apotheke versuchen. Am besten zusammen mit einem Stück Schokolade.

TIPP

Bei allzu schlimmen Verliebtheits-Zuständen können Sie Ihren Serotoninspiegel im Hirn wieder auf Vordermann bringen. Denn Serotonin wird im Körper vor allem nach kohlenhydratreichen Mahlzeiten gebildet, also Süßigkeiten, Nudeln, Brot. Gönnen Sie sich eine Kleinigkeit – nicht zu viel natürlich, damit Sie später nicht Kummer wegen einer Speckrolle bekommen.

„DAS GEHIRN IST SO WAS WIE EIN COMPUTER" STIMMT DAS?

WISSENSCHAFTLICHE MODELLE NEIGEN DAZU, SICH AN DEN TECHNISCHEN ERRUNGENSCHAFTEN IHRER ZEIT ZU ORIENTIEREN. DER VERGLEICH GEHIRN = COMPUTER STAMMT AUS DEM LETZTEN JAHRHUNDERT, EBEN AUS DEM INFORMATIK-ZEITALTER. DAS NEUE MODELL DES GEHIRNS IST ANDERS – ES IST VOR ALLEM VON BEZIEHUNGEN GEPRÄGT.

Die ersten Modelle des Gehirns waren geprägt von Dampfmaschinen („Wenn man wütend wird, muss man Dampf ablassen"), die späteren von den Bildern von Telefonschaltzentralen, die letzten von Computern – die „Hardware" waren die Nervenzellen, die „Software" die Gedanken. Auch vom „Programmieren" des Gehirns war oft die Rede. Neueste Erkenntnisse aus der Hirnforschung zeigen allerdings, dass dieser Vergleich hinkt.

Zum einen kann ein Computer immer nur das wiedergeben, was man vorher auf irgendeine Weise „hineingetan" hat. Was ein Computer macht, ist dadurch immer irgendwie

198

vorhersehbar. Das ist bei einem Menschen anders. Wenn ein Lehrer einer Schulklasse von 30 Kindern etwas erzählt und jedes Kind am nächsten Tag das Referat des Lehrers wiedergeben soll, wird man 30 verschiedene Geschichten hören. Ein Computer arbeitet seriell, ein menschliches Gehirn parallel. Dabei verbraucht das menschliche Gehirn auch noch sehr viel weniger Energie als ein Computer.

Darüber hinaus ist ein Mensch zu ungemein viel komplexeren Dingen in der Lage, als es selbst hochmoderne Computersysteme sind. Beispielsweise das Erkennen von Gesichtern im Halbdunkel oder das Unterscheiden eines Kaninchens von einem Meerschweinchen. Für uns unspektakulär, für einen Computer bisher unmöglich. Auch das Interpretieren von Emotionen bei anderen Menschen ist etwas, das jeden Computer überfordern würde.

Das menschliche Gehirn ist eine einzigartige Konstruktion, die sich selbst regelmäßig neu verschaltet und sich damit auch ständig verändert. Das Gehirn kann seine Programme selbst verändern – unter bestimmten Bedingungen. Dazu gehören die Beziehungen zu anderen Menschen sowie die Bereitschaft und Offenheit, neue Dinge auszuprobieren und sich auf neue Lernerfahrungen einzulassen. Die Art und Weise, wie man sein Gehirn nutzt, entscheidet darüber, was für ein Hirn man bekommt.

TIPP

Machen Sie sich bewusst, dass Sie selber für die Programme Ihres Gehirns verantwortlich sind.

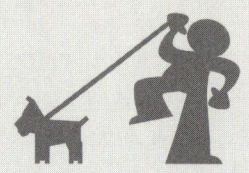

WARUM DAS GEHIRN IHRES HUNDES ANDERS FUNKTIONIERT

UNSERE HAUSTIERE AKZEPTIEREN UND MÖGEN UNS SO, WIE WIR SIND, HABEN WENIG ERWARTUNGEN AN UNSER AUSSEHEN UND BEWERTEN UNS NICHT STÄNDIG NACH DEM, WAS WIR TUN ODER SAGEN. IN DIESER BEZIEHUNG SIND TIERE KLÜGER ALS IHRE FRAUCHEN UND HERRCHEN. VERSUCHEN SIE, DAS DOCH MAL AUF IHREN PARTNER ANZUWENDEN.

Kennen Sie den schon?
„Sagt die eine Freundin zur anderen: Eigentlich solltest du einen Hund haben: Er freut sich immer auf dich und wedelt mit dem Schwanz, egal wie spät und in welchem Zustand du nach Hause kommst."

Fragen Sie sich bei Ihrem Hund auch, ob er wohl der Richtige ist und ob ein anderer nicht besser zu Ihnen passen würde? Ärgern Sie sich darüber, wie sich Ihr Hund am Ohr kratzt und dass er beim Fressen schmatzt? Wahrscheinlich nicht. Meinen Sie, Ihr Hund stellt sich auch gelegentlich die Frage, ob er nicht lieber ein anderes Herrchen oder Frauchen hätte? Wahrscheinlich auch nicht. Ein Hundegehirn funktioniert einfach anders. Ihm fehlen die Areale, die für die Bewertung in „gut" und „schlecht" zuständig sind und die uns Menschen so viel emotionalen Kummer bereiten. Stattdessen haben Hunde ein riesengroßes Riechhirn, das alleine macht ca. 10 Prozent aus (bei Menschen nur etwa 1 Prozent).

Ein Hund würde übrigens niemals hinterfragen, ob es nun sinnvoll ist, dem Stöckchen hinterherzulaufen, eine Katze zu jagen oder hinter einer läufigen Hundedame her zu laufen. Wir Menschen können mit solchen Fragen Stunden und manchmal sogar ganze Tage verbringen.

TIPP

Wenn Sie sich das nächste Mal über Ihren Partner aufregen, machen Sie es doch wie Ihr Hund: Freuen Sie sich einfach, dass „Herrchen" oder „Frauchen" da ist, geben Sie ein paar erfreute Laute von sich und versuchen Sie, ihn oder sie dazu zu gewinnen, mit Ihnen zu spielen.

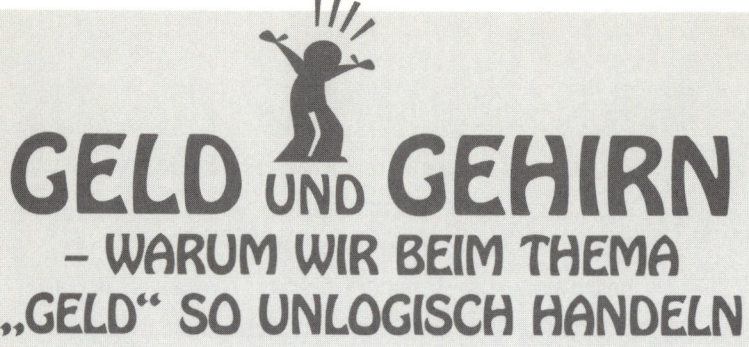

GELD UND GEHIRN
– WARUM WIR BEIM THEMA „GELD" SO UNLOGISCH HANDELN

BEIM THEMA „GELD" IST DER VERSTAND WEITESTGEHEND AUSGESCHALTET – DOCH GEFÜHLE KÖNNEN TÄUSCHEN.

Warum handeln Menschen so extrem unlogisch, wenn es um Geld geht? Dieser Frage gehen immer mehr Wissenschaftler auf den Grund. Warum fahren Menschen beispielsweise 60 Kilometer mit dem Auto von Rosenheim nach Österreich, um dort zu tanken, wenn die Fahrt teurer ist als die Ersparnis? Das Gehirn wird sowohl von erlernten Assoziationen als auch von der Warenpräsentation beeinflusst. Weiterhin reagiert es auf emotionale Reize stärker als auf logische, so kann beispielsweise die „Wut an der Zapfsäule" erklärt werden, ebenso die „Jagd nach Schnäppchen".

Letztere aktiviert im Gehirn den Nucleus accumbens, das Belohnungszentrum. Hier finden sich viele Dopaminrezeptoren, die helfen, intensive angenehme Gefühle auszulösen. Hier entstehen übrigens auch Süchte. Die Dopaminausschüttung bei der Schnäppchenjagd lässt uns offenbar alle rationalen Argumente vergessen.

WEITERE KURIOSITÄTEN
IM BEREICH VON GELD UND GEHIRN:

X Höhere Zahlen animieren dazu, mehr Geld auszugeben. Beispiel: Im gleichen Lokal geben Menschen mehr Geld aus, wenn es „Studio 97" heißt, als wenn es „Studio 17" heißt.

X Bei Internet-Versandhändlern, die ihre Ware ab einem bestimmten Preis, z. B. 20 Euro, kostenlos versenden, kaufen die Leute mehr ein, um die Versandkosten nicht zahlen zu müssen. Auch wenn sie dabei nachweislich etwas kaufen, das sie gar nicht brauchen.

X Ein Produkt, das sich nicht gut verkauft, läuft sofort besser, wenn daneben ein ähnliches, aber teureres steht. So beobachtet im Falle einer Brotbackmaschine. Sobald ein kostspieligeres Modell neben dem ersten Gerät stand, empfanden Käufer dieses als günstig und griffen zu.

X Irgendwie haben wir alle im Kopf, dass Großpackungen günstiger sind als kleine Einheiten. Das stimmt aber längst nicht immer. Beispiel Wühltisch: Bei einem Experiment hat man ein beliebiges Teil für 3 Euro in einem Wühltisch angeboten. Daneben das gleiche im Dreierpack für 15 Euro mit dem Hinweis „Sonderangebot". Was meinen Sie, was häufiger gekauft wurde? Natürlich das Sonderangebot.

203

LASS DIE SONNE INS HIRN – UND ZWAR FRÜHMORGENS!

IN SKANDINAVIEN STEIGT DIE SELBSTMORDRATE IN DEN WINTERMONATEN SIGNIFIKANT AN. ABER AUCH BEI UNS IST DIE WINTERDEPRESSION VERBREITETER, ALS MAN VIELLEICHT DENKT ...

Nebel, grau-nasses Wetter und ein Job, bei dem man im Dunkeln das Haus verlässt und bei Dunkelheit wieder nach Hause fährt – da wird man zwangsläufig depressiv! Licht beeinflusst nicht nur unsere körperliche Gesundheit, sondern auch unser mentales Wohlbefinden. Über Rezeptoren an der Netzhaut werden zum Beispiel die Tag-Nacht-Funktionen des Organismus durch Licht beeinflusst, auch bei noch geschlossenen Lidern. Bekommt man täglich eine zu geringe Dosis an Licht ab, so sind Schlafstörungen und eine depressive Verstimmung die Folge. Denn Tageslicht unterdrückt die Bildung von *Melatonin*, dem sogenannten Schlafhormon. Die Produktion von Melatonin beginnt, sobald man abends zur gewohnten Schlafenszeit das Licht ausmacht, und hört morgens beim ersten Lichtstrahl schlagartig auf. Wenn Sie jetzt meinen, Ihre Bürolampe macht das schon, so irren Sie sich gewaltig! Denn das künstliche Licht ist fünf- bis zwanzigmal schwächer als das natürliche Licht an einem Tag mit bedecktem Himmel! Ein bisher gängiger Therapieansatz war daher eine tägliche halbstündige Sitzung bei sehr starkem Kunstlicht. Aber aufgrund dieses hohen Zeitaufwands gab es regelmäßig Beschwerden von den Patienten und es wurde weitergeforscht: In Wien wurde eine Station mit Demenzpatienten mit Tageslichtlampen ausgestattet und die Folgen waren bemerkenswert! Die Patienten waren reger, redeten mehr und nahmen mehr am Nachmittagsprogramm teil. Aber wie kann man nun seinen Tag-Nacht-Rhythmus auch unter widrigen Bedingungen aufrechterhalten, ohne gleich alle Leuchtmittel auszutauschen oder täglich eine halbe Stunde ins Grelle zu gucken? Lassen Sie sich mit einer Sonnenaufgangssimulation wecken! Eine amerikanische Studie hat die Wirksamkeit belegt, die Symptome einer Winterdepression konnten deutlich verringert werden und die Teilnehmer berichteten, dass sie durch dieses sanfte Wecken mit mehr Energie aufwachen! Und alle, die ihrem biologischen Rhythmus nicht trauen, können ja vorsichtshalber Ihren Wecker trotzdem noch stellen.

TIPP

Ein Gang ins Solarium oder eine Lichttherapie kann bei Winterblues helfen. Am effektivsten ist es jedoch, sich mit einer Sonnenaufgangssimulation wecken zu lassen – gibt es im Handel mit und ohne Vogelgezwitscher.

HASCH
FÜRS
HIRN

DER KAMPF UM DIE LEGALISIERUNG VON MARIHUANA GEHT IN DIE NÄCHSTE RUNDE!

Cannabis gehört neben Nikotin und Alkohol zu den weltweit am häufigsten konsumierten Drogen und wird vor allem von Jugendlichen konsumiert. Das Gehirn Pubertierender ist aufgrund der erhöhten Anzahl von Cannabinoid-Rezeptoren sehr empfänglich für die Wirkung von Hasch. Die Dichte der Rezeptoren sinkt im Laufe der Pubertät und damit meistens auch das Interesse am Kiffen. Leider nur ist der Schaden, den Cannabis im jugendlichen Gehirn anrichtet, viel schlimmer als im erwachsenen Gehirn! Bremer Hirnforscher verglichen die Aufmerksamkeitsleistung, das Kurzzeitgedächtnis und die Motivation von pubertären und erwachsenen Ratten, die ein synthetisches Cannabinoid verabreicht bekamen. Die erwachsenen Ratten zeigten keine langfristigen Effekte auf eine regelmäßige Verabreichung des Cannabinoids, anders die pubertären. Sie zeigten in allen Verhaltenstests eine langfristige Beeinträchtigung, die erst nach Gabe eines Antipsychotikums behoben werden konnte.

Kiffen macht also dumm, so die Volksmeinung. Vor allem nachdem eine Gruppe kleiner Mäuse vorgestellt wurde, die gegen die Wirkung von Cannabis genetisch resistent gemacht worden war. Diese Mäuse waren in jungen Jahren richtige Überflieger! Nur leider lernten sie im Alter auf einmal viel langsamer als ihre nicht-resistenten Artgenossen und ihr Gehirn alterte sehr viel schneller. In einer weiteren Studie wurde alten Ratten nun eine kleine Pumpe implantiert, die regelmäßig eine kleine, nicht berauschende Menge von THC, dem Wirkstoff von Cannabis, abgibt. Erstaunlicherweise schnitten diese Mäuse in Gedächtnistests besser ab verglichen mit ihren Artgenossen. Zudem fanden die Forscher auch Hinweise, dass das THC einen entzündungshemmenden Effekt auf das Gehirn hat und zudem das Wachstum der Nervenzellen im Gehirn anregt. Nun wollen die Wissenschaftler ein Medikament herstellen, das vielleicht Alzheimer vorbeugen könnte.

INFO

Cannabis schützt nicht vor Alzheimer und vor allem als Jugendlicher sollte man die Finger davon lassen! Aber jede Medaille hat zwei Gesichter und vielleicht kommt auf der Basis demnächst tatsächlich ein Medikament gegen Demenz auf Basis von Cannabis auf den Markt — wer weiß?

DAS MÄNNLICHE GEHIRN IST NICHT NUR GRÖSSER, SONDERN AUCH „LAUTER"

FERNAB DER ÜBLICHEN KLISCHEES ÜBER MÄNNER UND FRAUEN GIBT ES MITTLERWEILE GANZ NEUE ANSÄTZE ÜBER UNSERE VERSCHIEDENEN GEHIRNE. UND AUCH HIER GILT: DIE GRAUE MASSE IM KOPF WIRD VON SEHR VIELEN FAKTOREN GEFORMT.

Ein männliches Gehirn ist eigentlich nicht viel anders als ein weibliches. Okay, es ist etwas größer, dafür ist die Verbindung zwischen rechter und linker Gehirnhälfte, der Balken, etwas schmaler. Letztlich ist aber auch ein Männergehirn ein Produkt von Erziehung, Bildung, Erfahrungen und sich verstärkenden Nervenverschaltungen.

Zum Mann wird man nicht nur geboren, sondern auch gemacht.

Mittlerweile gibt es in der Diskussion noch zwei ganz neue Aspekte, wie sich Männer von Frauen unterscheiden: Zum einen haben verschiedene Untersuchungen gezeigt, dass männliche Embryonen und auch Babys rein körperlich etwas verletzlicher und empfindlicher sind als weibliche und dass auch bei Fehlgeburten und in schlechten Zeiten mehr männliche als weibliche Embryonen nicht das Licht der Welt erblicken. Vielleicht ist das der Grund, warum sich Männer stärker an Statussymbolen orientieren und eher Halt in ihrer Außenwelt statt in sich selbst suchen.

Zum anderen kommen wieder die Hormone ins Spiel: Durch die frühe Testosteronausschüttung schon im Mutterleib wird das männliche Gehirn etwas anders programmiert als das weibliche. Es bekommt mehr „Power", schon kleine Jungs sind aggressiver und schreien lauter als die Mädchen. Sie haben mehr Antrieb. Das hat übrigens nur indirekt mit den Genen zu tun, denn die Gene des Y-Chromosoms sind im Grunde genommen nur für die Testosteronausschüttung zuständig. Dieses Hormon macht aus den Männern erst Männer. Die Kombination „mehr Antrieb" zusammen mit einer etwas geringeren körperlichen Stabilität führt zu einem anderen Gehirn, einem männlichen eben. Wie sich das im täglichen Leben auswirkt, mag jeder selbst beobachten.

INFO

X Männer sind im Durchschnitt extrovertierter, aber auch ängstlicher.

X Sie leiden weniger unter depressiven Erkrankungen, dafür mehr unter Süchten.

X Und sie können sich räumlich besser orientieren, sind aber nicht so gut, wenn es darum geht, Details zu erkennen.

TAURIN
VERLEIHT FLÜÜÜÜÜGEL
– ZUMINDEST JUNGEN VÖGELN

LAUT WERBUNG VERLEIHT ES FLÜGEL. LAUT WISSENSCHAFT-LERN AUCH KÖPFCHEN! ABER MÖGLICHERWEISE NUR BEI VÖGELN.

Die bekannten Energy-Drinks sind ein gutes Beispiel dafür, dass sich Lebensmittel, denen ein positiver Effekt nachge-sagt wird, trotz fragwürdigen Geschmacks mit einer guten Marketingstrategie doch erfolgreich verkaufen lassen. Ob Menschen auch mehr Obst und Gemüse essen würden, wenn die Werbung verriete, welche Wirkungen die Vital-stoffe im Einzelnen haben?

Der beflügelnde Inhaltsstoff in den meisten Drinks nennt sich *Taurin* und ist eine Aminosäure, die unser Körper ei-gentlich aus zwei anderen Aminosäuren selbst herstellen kann. Taurin findet sich vor allem im Gehirn, aber auch in der Skelettmuskulatur und im zentralen Nervensystem und hat dort antioxidative Eigenschaften. Es ist sowohl an der Entwicklung des zentralen Nervensystems als auch an der Signalübertragung beteiligt. Schottische Forscher haben nun eine verblüffende Entdeckung gemacht. Sie haben sich die Frage gestellt, warum Meiseneltern ihren Jungen in einem bestimmten Entwicklungsstadium vermehrt Spinnen zu fressen geben. Laboranalysen haben ergeben, dass die Spinnen – verglichen mit dem anderen üblichen Meisenfutter – einen sehr hohen Gehalt an Taurin haben. In einem Laborversuch wurde anschließend eine Gruppe Meisenjungen zum gegebenen Entwicklungsstadium mit Taurin-angereicherter Nahrung gefüttert und die Kontrollgruppe mit Nahrung ohne Taurin. Das Ergebnis war verblüffend: Die Meisenjungen, die mit Taurin aufgezogen worden sind, waren viel lernfähiger und mutiger als die Meisen ohne Taurin im Futter! Taurin hat also zumindest bei Meisen einen signifikanten Effekt auf das Gedächtnis. Ob dieser Effekt aber auch auf den Menschen übertragbar ist, bleibt weiterhin unbeantwortet.

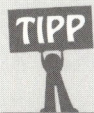

TIPP

Probieren Sie am besten selber aus, welche Wirkung Energy-Drinks bei Ihnen entfalten. Aufgrund des hohen Zucker- und Kaloriengehaltes sollten Sie es aber nicht übertreiben.

211

GUT DRAUF AUF KNOPFDRUCK?

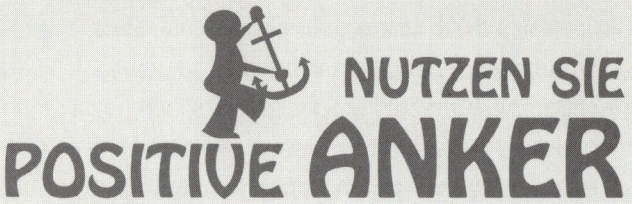

NUTZEN SIE POSITIVE ANKER

VERKNÜPFUNGEN VON NERVENZELLEN KANN MAN AUCH GANZ BEWUSST EINSETZEN, UM GUTE STIMMUNG ZU ERZEUGEN.

Alle möglichen Gedanken, Gefühle, Bilder, Eindrücke in unserem Gehirn sind miteinander verknüpft. Wenn wir ein bestimmtes Parfüm riechen, erinnern wir uns an unseren Expartner, ein bestimmter Tonfall in der Stimme des Chefs erinnert an den Vater, ein Lied im Radio erzeugt gute Stimmung und ein Reisekatalog erinnert uns an einen Streit, den wir mal im Urlaub hatten usw. Diese Verknüpfungen sind unkontrolliert und normalerweise komplett unbewusst.

Interessant ist, sie bewusst einzusetzen, um sich in gute Stimmung zu bringen. Psychologen sprechen hier von „Ankern". Es geht darum, einen positiven Sinnesreiz zu nutzen, um einen positiven Zustand zu erzeugen, und zwar jederzeit und überall. Das glauben Sie nicht?

Dann probieren Sie es mal aus: Beginnen Sie damit, mithilfe von positiven Verknüpfungen, wie z. B. Ihrer Lieblingsmusik, einen positiven Zustand zu erzeugen. Das geht meistens sehr schnell. Sie können dazu noch ein wenig tanzen und innerhalb von kurzer Zeit werden Sie sich wohlfühlen. Auf diese Weise können Sie sich sozusagen auf Knopfdruck in einen guten Zustand bringen. Jetzt haben Sie aber möglicherweise nicht immer und überall Ihre Lieblingsmusik dabei, und dafür gibt es einen Trick: Verankern Sie den positiven Zustand bewusst mit etwas, das Sie immer aktivieren können, z. B. einer bestimmten Bewegung wie sich leicht in den Arm zu kneifen.

Machen Sie das mehrmals hintereinander, sodass Ihr Gehirn lernt, die Bewegung mit dem guten Gefühl zu verbinden. Ideal ist eine Bewegung, die nicht zu auffällig ist, wie sich selbst an den Oberschenkel zu fassen, beide Arme um den Körper zu legen oder die Hände aneinanderzudrücken.

Auf diese Weise bildet Ihr Hirn neue Verknüpfungen und Sie können den guten Zustand durch die Bewegung jederzeit wieder hervorrufen.

Testen Sie ein paar Stunden später, ob der Anker funktioniert. Wichtig ist, ihn dann auch regelmäßig zu nutzen und gegebenenfalls noch mals zu stärken, sonst geht die Wirkung wieder verloren.

TIPP

Installieren Sie sich Ihren persönlichen „Gut-Drauf-Anker" und pflegen Sie ihn. Man weiß nie, wann man ihn wieder brauchen kann.

GENIALE GEHIRNE
– AUSSERGEWÖHNLICHEN MENSCHEN
IN DEN KOPF GESCHAUT

SIE KÖNNEN TELEFONBÜCHER, GESCHICHTSDATEN UND GANZE LEXIKABÄNDE AUSWENDIG AUFSAGEN, SIND ABER GLEICHZEITIG NICHT IN DER LAGE, SICH SELBER EIN FRÜHSTÜCK ZUZUBEREITEN. SAVANTS ODER AUCH INSELBEGABTE SIND MENSCHEN MIT AUSSERGEWÖHNLICHEN GEHIRNEN.

Das Vorbild von Dustin Hoffman in dem Film „Rainman" beispielsweise ist ein solcher Savant, ein Mann mit einem ganz besonderen Gehirn. Kim Peek kann rechnen wie ein Taschenrechner, kennt alle Daten und Wochentage von vielen Tausenden von Jahren auswendig und kann alle Telefonbücher der USA aufsagen. Bei Savants ist in der Regel die Fokussierung auf Details sehr ausgeprägt, die Gesamtübersicht über ein Thema jedoch nicht möglich. So können Savants etwa Geschichtsdaten auswendig, sind aber nicht in der Lage, diesen eine Bedeutung zuzuschreiben.

Es gibt auch Savants, die über außergewöhnliche musikalische oder visuelle Begabungen verfügen. Berühmt sind

214

die Bilder eines jungen Mannes, der alleine von einem Rundflug über eine Stadt ein komplettes und detailgenaues Bild von dieser zeichnen kann, bis hin zu Blumen auf der Fensterbank oder Gardinen im Fenster. Die Frage, wieso Menschen zu solchen Dingen in der Lage sind, ist wissenschaftlich noch nicht endgültig geklärt. Es wird aber vermutet, dass ihnen die Filterfunktionen im Gehirn fehlen, die bei „normalen" Menschen den Großteil dessen, was das Gehirn nicht braucht, aus dem Gedächtnis entfernt. Savants merken sich einfach ALLES, was sie sehen. Nach anderen Theorien ist bei ihnen die linke Gehirnhälfte geschädigt, möglicherweise durch ein Ungleichgewicht im Testosteronspiegel während der embryonalen Phase. Das Savant-Syndrom kann auch durch Unfälle oder Krankheiten erworben werden. Forscher der University of California in San Francisco untersuchten Demenzkranke, die mit Beginn ihrer Erkrankung plötzlich eine Inselbegabung entwickelten. Manche begannen, hervorragend zu zeichnen, andere besaßen auf einmal das absolute Gehör. Bei ihnen war ebenfalls die linke Gehirnhälfte geschädigt.

INFO

Momentan ist es noch nicht möglich, die Talente Inselbegabter für normale Menschen zugänglich zu machen. Man muss auch akzeptieren, dass diese Supertalente Nachteile in anderen Bereichen des Lebens haben. Dieses spannende Thema wird aber auch in Zukunft weitere Erkenntnisse über das Gehirn und seine Funktionen zutage bringen.

GLÜCK ENTSTEHT IM KOPF UND IST SPÜRBAR IM HERZEN

GLÜCK KANN SICH JEDER MENSCH SELBER MACHEN. DA SIE JETZT JA UNGEFÄHR WISSEN, WIE IHR GEHIRN FUNKTIONIERT, NUTZEN SIE ALLES, WAS SIE GELERNT HABEN, UM ES SINNVOLL EINZUSETZEN.

Schon viele Wissenschaftler haben das Glück untersucht. Rein wissenschaftlich betrachtet ist Glück ein bestimmter Hormoncocktail im Gehirn. Vor allem der Neurotransmitter Serotonin trägt dazu bei, daneben auch Dopamin und noch einige weitere. Am liebsten wäre uns Menschen ja eine Pille, die genau diesen Cocktail enthält und ein jederzeit verfügbares und beständiges Glücksgefühl hervorruft. Es gibt solche Pillen sogar, sie werden bei psychischen Erkrankungen, Depressionen, Aufmerksamkeitsdefiziten verschrieben. Auch Drogen haben diese Wirkungen. Doch leider haben sie viele Nebenwirkungen, nicht zuletzt dass sie ihre Wirkung irgendwann verlieren, weil sich der Organismus daran gewöhnt und immer höhere Dosen braucht, um dieselbe Wirkung zu erzielen. Doch tatsächlich ist das größte Glück das, was ein Mensch selber erzeugen kann. Finden Sie heraus, was Sie glücklich macht. Nutzen Sie dazu folgende zwei Möglichkeiten:

TUN SIE MEHR VON DEM, WAS SIE UND IHR GEHIRN GLÜCKLICH MACHT

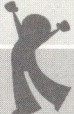

X Wiederholen Sie bewusst das, was Ihnen guttut. Wenn Sie sich bei bestimmten Musikstücken glücklich fühlen, hören Sie diese öfter, wenn Sie sich an bestimmten Orten wohlfühlen, fahren Sie dort öfter hin, und wenn Sie das Zusammensein mit bestimmten Menschen glücklich macht, treffen Sie diese öfter.

X Ihr Gehirn liebt Abwechslung und immer wieder überrascht und neu gefordert zu werden. Probieren Sie daher immer wieder neue Dinge aus und lassen Sie sich überraschen. Überraschung erzeugt Glücksgefühle!

VERMEIDEN SIE DAS, WAS SIE UND IHR GEHIRN UNGLÜCKLICH MACHT

X Fokussieren Sie sich bewusst auf die positiven Dinge in Ihrem Leben und nicht auf die negativen. Wenn die Tischdecke einen Fleck hat, sind ja immer noch 95 Prozent sauber! Schreiben Sie jeden Abend eine Liste, was Ihnen an dem Tag alles gelungen ist.

X Das Gehirn neigt dazu, aus Gefühlen schnell eingefahrene Bahnen zu machen. Frust erzeugt noch mehr Frust, Ärger noch mehr Ärger. Lernen Sie, Negativ-Phasen bewusst zu unterbrechen und nicht zu lange darin hängen zu bleiben. Grübeln macht Frust: Ihre Gedanken kommen immer wieder bei sich selber an, wenn Sie nicht Impulse von außen dazugeben. Wenn Sie Frust haben, lenken Sie sich selber oder mithilfe anderer Menschen ab. Dann kommt Ihr Gehirn auf andere Gedanken und auf einmal sieht die Welt wieder ganz anders aus.

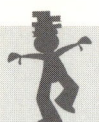 # ÜBER DIE AUTOREN...

DR. ROLAND BALLIER

WWW.DR-BALLIER.COM

Dr. Ballier hat sich nach langjähriger klinischer Tätigkeit in den Bereichen Chirurgie, Innere Medizin, Neurologie, Radiologie auf die Fachgebiete Notfallmedizin und Präventivmedizin spezialisiert. Seit 2003 ist er Leitender Arzt der Fachklinik Seeblick in Berlingen (Schweiz), Leitender Notarzt im Schweizer Kanton Thurgau. Er ist Mitbegründer der SSAAMP und seit 2005 deren Präsident. Dr. Ballier hat diverse Bücher herausgegeben, hält regelmäßig Vorträge und hat in unterschiedlichen Fernsehsendungen mitgewirkt (u. a. *Gesundheit live*, N-TV; *Gesundheit Sprechstunde*).

SUSANNE WENDEL

WWW.FOODTRAINER.DE

ist Diplom-Ökotrophologin und gefragte Referentin, Trainerin und Moderatorin, wenn es um Experten-Know-how im Bereich Ernährung und Gesundheit geht. Neben den psychologischen Aspekten des Essens und dem Thema Abnehmen beschäftigt sie sich speziell mit dem Einfluss, den Essen auf Fitness, Wohlbefinden und Ausstrahlung hat. Mit ihren unterhaltsamen und innovativen Vorträgen begeistert sie Mitarbeiter und Führungskräfte von Unternehmen ebenso wie Multiplikatoren der Gesundheitsbranche.

LINKS, DIE WEITERHELFEN ...

WEITERE INFORMATIONEN ZUM AUTOR:
www.dr-ballier.com

INDIVIDUELLE MIKRONÄHRSTOFFE:
www.hepart.com

STATIONÄRE BEHANDLUNG:
www.seeblick-berlingen.ch

LABORUNTERSUCHUNG:
www.iabc.ch

SWISS SOCIETY FOR ANTI-AGING MEDICINE AND PREVENTION:
www.ssaamp.ch

TEST ZUR FRÜHERKENNUNG VON DEMENZ:
www.flexikon.doccheck.com/Syndrom-Kurz-Test

DAS GEO-MAGAZIN ZUM THEMA NEUROPSYCHOLOGIE:
www.geo.de/GEO/mensch/medizin/1659.html

DIE HOMEPAGE DER GESELLSCHAFT FÜR GEHIRNTRAINING:
www.gfg-online.de

DAS WISSENSMAGAZIN VON SPEKTRUM ONLINE:
www.scinexx.de

SEELISCHE STÖRUNGEN ERKENNEN, VERHINDERN UND BEHANDELN:
www.psychosoziale-gesundheit.net

ZEITMANAGEMENT, BRAIN-GYM UND VIELES MEHR:
www.zeitzuleben.de

DAS SPIEGEL-ONLINE-PORTAL FÜR FACHTHEMEN:
www.spiegel.de/wissenschaft/mensch

QUELLEN UND LITERATURHINWEISE

Roland Ballier, Susanne Wendel: *Lebst du noch oder stirbst du schon? 100 todsichere Tipps für ein langes Leben*
Südwest Verlag: München, 2009.

Jean-Pierre Barral: *Die Botschaften unseres Körpers. Ganzheitliche Gesundheit ohne Medikamente.*
Südwest Verlag: München, 2006.

Ruediger Dahlke: *Mein Programm für mehr Gesundheit. Aller guten Dinge sind drei: Ernährung, Bewegung, Entspannung.*
Südwest Verlag: München, 2009.

Giulio Cesare Giacobbe: *Wie Sie Ihre Hirnwichserei abstellen und stattdessen das Leben geniessen.*
Goldmann Arkana Verlag: München, 2005.

Daniel Goleman und Reinhard Kreissl: *Soziale Intelligenz: Wer auf andere zugehen kann, hat mehr vom Leben.*
Droemer/Knaur Verlag: München, 2006.

Alexander Henning und Willy Schneider: *Zur Kasse, Schnäppchen! Warum wir immer mehr kaufen, als wir wollen.*
Südwest Verlag: München, 2010.

Markus Hofmann: *Hirn in Hochform. So funktioniert Ihr Gehirn – So verbessern Sie spielend leicht Ihr Gedächtnis.*
Carl Ueberreuther Verlag: Wien, 2009.

Gerald Hüther: *Bedienungsanleitung für ein menschliches Gehirn.*
Verlag Vandenhoeck & Ruprecht: Göttingen, 2009.

Gerald Hüther: *Männer – das schwache Geschlecht und sein Gehirn.*
Verlag Vandenhoeck & Ruprecht: Göttingen, 2009.

Lutz Jäncke: *Macht Musik schlau? Neue Erkenntnisse aus den Neurowissenschaften und der kognitiven Psychologie.*
Huber Verlag: Bern, 2008.

Sina Kühnel, Hans J. Markowitsch: *Falsche Erinnerungen. Die Sünden des Gedächtnisses.*
Spektrum Akademischer Verlag: Heidelberg, 2009.

Iris Komarek und Bert Feustel: *NLP-Trainingsprogramm. Coachen Sie sich selbst! Mit 50 Übungen.*
Südwest Verlag: München, 2006.

Hans J. Markowitsch: *Das Gedächtnis – Entwicklung, Funktionen, Störungen.*
C. H. Beck Verlag: München, 2009.

G. Rizzolatti und C. Sinigaglia: *Empathie und Spiegelneurone. Die biologische Basis des Mitgefühls.*
Suhrkamp Verlag: Frankfurt am Main, 2008.

David Servan-Schreiber: *Die neue Medizin der Emotionen.*
Goldman Verlag: München, 2006.

Martina Sieber-Mahler: *Kursbuch Stoffwechsel. Hunger oder Appetit? Warum wir die Unschuld beim Essen verloren haben.*
Südwest Verlag: München, 2010.

REGISTER

IMPRESSUM

© 2010 BY SÜDWEST VERLAG,

einem Unternehmen der Verlagsgruppe Random House GmbH,
81637 München

HINWEIS

Die Ratschläge in diesem Buch sind von Autoren und Verlag sorgfältig erwogen und geprüft, dennoch kann keine Garantie übernommen werden. Eine Haftung der Autoren bzw. des Verlages und seiner Beauftragten für Personen-, Sach- und Vermögensschäden ist ausgeschlossen.

PROJEKTLEITUNG
Dr. Harald Kämmerer
Isabella Kortz

REDAKTION
Isabella Kortz

KORREKTORAT
Susanne Schneider

LAYOUT UND GESAMTPRODUCING
MEDIATHLETIC
Christoph Dirkes · Neuenkirchen
www.mediathletic.com

UMSCHLAGGESTALTUNG
R.M.E.
Eschlbeck / Kreuzer / Botzenhardt
unter Verwendung eines Motivs
von Christian M. Weiß, München

DRUCK UND BINDUNG
GGP Media GmbH, Pößneck

Printed in Germany

BILDNACHWEIS
Teile der Illustrationen von
istockphoto.com, © iStock
International Inc.:
mstay · Stay Media Productions
www.markstay.com
(Inkman-Serie)

ISBN: 978-3-517-08616-3
9817 2635 4453 62

FSC
Mix
Produktgruppe aus vorbildlich
bewirtschafteten Wäldern und
anderen kontrollierten Herkünften

Zert.-Nr. SGS-COC-001940
www.fsc.org
© 1996 Forest Stewardship Council

Verlagsgruppe Random House FSC-DEU-0100
Das für dieses Buch verwendete FSC-zertifizierte
Papier *Classic 95* liefert Stora Enso, Finnland.